加餐

岡田錬河
Renga Okada

現代書林

目次

序章

文明怪火

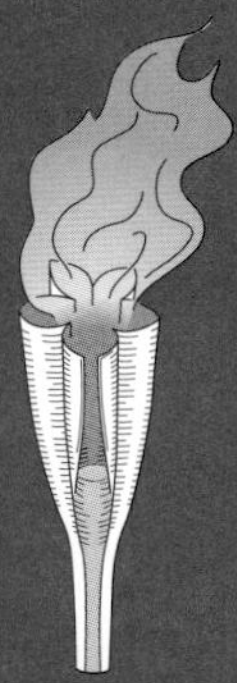

簡潔に想定するに、あの世は完全平等領域である。しかも絶対安寧領域でもある。現世の人々の強迫観念たる天空界の地獄領域は存在しない。

このことの証明はごく簡単である。何故なら永遠に証明できないのだから、解答は零（ゼロ）と断定できるのだ。すなわち無しである。

しかしあの世に存在しない地獄は、はっきりとこの世に存在する。すなわち生き地獄。

このことの証明もごくごく簡単明瞭だ。

癌センターでなくとも中、小の病院の病棟を覗けば、いくらでも実見は可能である。なにせ1年間で日本だけでも35万人以上の人々が、癌によって逝っている。

この世に地獄があるという認識は重大以上だ。

19世紀までは、まだまだ地獄はこれほどには猖獗《しょうけつ》しておらず、最近の生き地獄と比べれば甘っちょろかった。短期決戦的で地獄時間が圧倒的に短かった。

人々は望むこともなく死んで逝けたのである。

最近は違う。さんざんらしき期待を持たされつつ結論は全てジ・エンドだ。ここに費やされた時間は地獄と言わず何と表現できるのか。

だからこの見えない地獄の罠のような入り口に、不用意に近寄らないようにする方策を明示したい。

罠のような入り口はそこらじゅうに設置されていると言っている。

薄氷を踏み抜くのはまだ仕方がない。正式なる武士の切腹のように短期決着が付随している。つまりこれは地獄とは言えない。

1年も2年も3年も続く激痛と懊悩《おうのう》を言っているのだ。


しかも結末は必ずや敗者復活のない敗北だ。それに至る経済的、肉体的苦悩を地獄といわずにはほかに表現することはできない。

結局はこの世には、21世紀のこの世には厳然として地獄が存在している。

19世紀までは無視できた「悲劇」が21世紀にははっきりと「地獄」に変身、変化してしまった。

文明らしきものが進展した故の創作地獄なのである。

万民平等たる死を重大事項と捉えて、その受け入れを断固として遅延させようとしている。

この文明、言い換えれば医療の進展らしきものが、この世での重い足枷になって、なかなか素直に死ねぬ時代に入り込んでしまった。

時代がつくった、医療の進展が生んだ徒花《あだばな》か。なかなか死ねない、死なせない。

手続きを完了しなければ人々の死を認めない時代が来てしまった。

だからはっきりと言っておかねばならない。地獄は立派に「構築」されてしまっていると。

この状態は不都合だから改善すべしというのが本意である。

時代がつくった、文明が創作しつつある手続きのようなものが地獄ならば、直せばよかろうと思うがそうはさせないのが、文明に付随した狂気なのだ。

この文明の狂気はもはや立派に法文化されて、容易には変換不可能なのだ。

そこでどうすればよろしいかを検討する。そうしてその結論らしきものを提示して、賛同してもらおうというのが本稿の趣旨である。

諸々《もろもろ》の面から人々の習性を捉えて、そこここに隠された陥穽《かんせい》（落とし穴）を見つけて、その入り口の門扉にそれらしく標示する作業を続けたのだ。その作業の集積が本稿というわけだ。

つまり地獄門の門扉に各種の表示をした、淡々とした作業であった。

第Ⅰ章

回顧半世紀

医局人事で大学病院から分院に出張していた。ある初秋の夕刻、外来勤務が終わって医局で小休止して、その日は当直だったので夕の点滴をしようと病棟へ行くべくエレベーターに乗った。そこに下から乗ってきた若い看護婦が一人いた。確か4A病棟M看護婦だと分かった。そこでごく気楽に彼女に聞いた。

「今日当直なんだけど4Aは変わりない？」

「あーら、病棟のこと何にも把握しないで当直に入ったんですか」

直球がいきなり耳介をかすめてきて恐れ入って返事もできず、4階で黙って二人でエレベーターを降りた。

さて2か月過ぎたころには病棟勤務になっていた。患者を受け持つことになる。医長の指名で初老の進行癌の男性の患者を担当し主治医になった。幽門狭窄で食物が十分とれず極度に羸瘦《るいそう》し衰弱もしていた。

しつこく胃洗浄して胃袋を空にしてOPE日を迎えた。当然担当医で術者であった。どこまでの手術が可能であるか定かではない。貧血が著しかったので術後の輸血を指示しておいた。入院直後から痛みはほとんど訴えず、とにかく物が通らない。

その頃の風潮として、癌患者には癌の通告はしてはよろしくないという、医療人としての心得のようなものが存在した。またほとんどの患者は決して自分が癌という診断を受け入れたくはなかったので、自分が癌かどうかなどとは医師に質問はしなかった。できなかった。だから胃潰瘍がこじれて狭窄が起きていることになっていた。

癌は従来より完璧な死の病でありその診断名は死を意味していた。

皆が皆自分は癌になりたくはない、癌になぞなるはずがないと決めていた。だから知らないから進行癌の患者も悠長に構えていて、胃潰瘍のヒドイのだと信じきっているわけだ。医師たるもの、死亡の宣告は患者が死したのちに通告するもので、生きているうちから死の通告をするなどは大変な越権行為と考えられていた。そうした厄介なことはお坊さんの領域、宗教の領分とであると。この風潮は30年ぐらい前までつづいたが世の中は変わった。ドンデンガエシである。この風潮には長所や短所もあったろうが短所のほうが小さかったように感じる。

後年には、膵臓癌であと半年だと知らされたヤクザは即、屋上からダイビングして果てたことが2度ほどあった。知られた高僧は悟りを拓《ひら》いているとて、早期の癌と知らされて即、断食に入っちゃって、あっという間に成仏した。

ヤクザは二人とも見事な倶利伽羅紋紋《くりからもんもん》で親分衆であった。蒼い墨だけの子分はともかく、極彩色の刺繍《いれずみ》の衆は要注意である。彼らは人生を博打《ばくち》だと捉えているから、勝負勘が研ぎ澄まされている。負けと知ったら決断は早い。

高僧が生涯をかけて追い求めて得た悟りの境地とは。なかなか、とてものこと窺い知ることはできないだろう。生と死の間《はざま》に横たわる長大な夾雑物を取り除く普遍な作業なのか。喜怒哀楽と煩悩を放り込む頭陀《ずだ》袋を引っ提げての果てしない乞食《こつじき》の遍路を思わせる。

そうなると人生を生と死の二色に単純化できよう。そこで悟りを拓いた高僧は癌と知らされて自らの生の部分は完了した。したがって即、断食に入ることを決断し即身成仏を祈願した。

一般的に医師は絶対に治るよと主張し、全般的に患者はそれほどの症状はないような気になっていた。

医師は「もうだめだ」とは絶対に言えない、言ったら越権だと皆が考えていた。

ＯＰＥは順調に終わった。幽門部の癌は一塊となり微動だにせず、無理をして取らなかった、というより取れないぐらい進展していた。

胃と空腸を吻合した。いわゆる通過障害を解消するためのバイパス手術だ。

手術記録と術後の指示を出すべく4Aの詰め所にいた。今でいうナースセンターだ。

いきなり白い物体が詰め所の中に飛び込んできて、足元にまとわりついた。

ちょっと驚いてよく見ると1人の若い看護婦だ。彼女が呻くようなかすれ声で叫んだ。

「助けてー、たすけてー」

比較的のんびりした声で「どうしたの」と聞いた。

「輸血……ゆけつ……」

「どうしたの」

「まちがえたの……。たすけて……。助けてー」

すぐ事態が分かった。

「まかせとけ」と小さな声でウメイて病室に向かった。

走ってはいけないと思った。あの看護婦は例のエレベーターのMだと知っていた。

平然と病室に入ってゆくと、患者の娘である中年がのんびりと付き添いの椅子に座っていた。

娘はぽつりと言い訳めいて呟《つぶや》いた。

「お父さんはA型なの」

B型を接続して200cc全部入ってしまったようだ。Mは冷蔵庫から出し間違えたのだ。

患者は麻酔から完全には覚め切ってはおらず、術前より顔色はよい。

呼吸もよし。血尿もまだわずかだ。

直ちにショックの対応を開始した。

ステロイドも使った。利尿剤も使った。O_2を少し多く流した。補液は大量だ。

同僚の意見は聞かずに独断専行した。

その日の夜は当直ではなかったが、帰らなかった。当直の医師には関与させず時々病室を訪れた。呼吸も安定していて顔色も少し紅潮しているぐらいだ。尿量は少しずつ増えてきていた。M看護婦は一晩中病室に待機していた。明朝を迎えて患者は変わりはなく覚醒していた。ゆっくりと会話に応じた。付き添いの娘はのんびり構えて顔などを清拭していた。2日目も変わらず3日目も安定していて、尿量は極端に多くなった。点滴の量を減らし始めて1週間後には流動食を出した。

通過障害が解除されたので術前より顔色がよくなって、会話もスムーズだ。自分が進行癌などとは夢にも思ってはいないから、腹部もすっきりして気楽に娘と笑って話している。

1か月後には腎機能、肝機能ともに、ほぼ正常値となり退院することになった。いつもルーチンに術後使う抗癌剤のカクテルは、輸血事故もあったことで患者の生命力の全般を考えて、無事退院させることを優先して一切投与しなかった。結果的にはこれが即ち投与しなかったことが患者には有効に作用したようだ。

開腹所見からはどう見ても余命3か月ぐらいと考えていたので、まずは無事退院させることが肝要だ。そうでないと若い看護婦が一人潰《つぶ》れそうな気がした。患者が何事もなく退院すればそれは避けられると判断したわけだ。

退院1週間後に外来に診察に来た。変わりなし、栄養状態はすこぶる改善されていた。次の1週間後も一般状態は良好、術前とは見違えるようになった。

何せ患者は完璧な手術がなされたと思っていて、通過障害もなくなって長い間苦痛から完全に開放されて、満面の笑みである。中年の娘と年取った奥さんは深刻な表情であった。

そうしているうちに外来通院も3か月を過ぎると患者はますます快活になって、全ての検査値はほぼ正常で、貧血は完全に解消され食欲も旺盛であった。

腫瘤として触れた上腹部の所見は、少しく軟化縮小傾向であった。

4か月を過ぎたころに、医局人事で大学本院に戻った。分院からは変わった情報は何も入ってこない。そしてその症例は忘却した。

輸血の型間違いの投与は、早い処置を施せば大したことはないことが分かった。ひょっとすると患者が進行癌であったことが逆に幸いしたのかもしれぬと考えた。異型血輸血による体内発生物質が進行癌組織に吸着し、肝、腎の受ける傷害の影響を大きく緩和したと考えた。しかもその際の発生物質は進行癌の進展を食い止めたとしか考えられない。

そうでなければ衰弱しきった老人が耐えられるものではなかろうと判断した。

しかも定型的な抗癌剤のカクテルを一切用いなかったことが大変な正解であったと振り返った。

患者が進行癌で余命3か月なんて知らされていなかったことも大正解だった。

腫れ物に触るような目つきだった娘と奥さんは、日に日に元気になってゆく患者を見て彼女たちも次第に本当の笑顔を見せるようになった。

半世紀前のことであるから、医療事情が今とは真逆のこともある。

しかしこの経緯と事実を記しておかねばと考えた。そこで、『養生平成訓』(平成12年10月10日第一刷)を上梓したわけだ。その中で「クロス・ファイアーメソッド」(十字砲火戦略)の一項を設けて血液型の本当の意味と、異型血輸血の癌に対する有用性について述べた。2000冊ほど売れたが世間一般大衆からはこの一項は無視された。

今回は懲りずに「ビバ・アレルギー(viva allergy)」としてもう一度詳述する次第だ(95ページ参照)。全世界のあらゆる進行癌と自己免疫疾患の患者のために成功を祈りたい。難解な内容ではあるが熟読していただきたい。

参考文献　『養生平成訓』岡田錬河　著

第Ⅱ章

体に良いことは悪い

だいたいこの今の世相では、「体に良い」とどなたかが唱えたら十分に注意しなければだめだ。商業主義社会は儲け主義社会であり、ややもしてもしなくともぼったくり社会になりやすい。結果の責任は誰もとりゃあしない。

遠く遠いいにしえ、30年ぐらい前のこと、一人の比較的若い女性の患者さんが大部屋にいました。担当してから1年ぐらいたっていた。彼女は風船のように丸いので、座位がとれません。だから横になってばかりだ。お臍は完全に反転している。小さな体があまりに丸っこいので椅子にも座れない。なにせ首もなしだ。頸と胸がつながって、胸と腹が同一だ。病院食だけではこれはおかしいので、回診の際に小さな声で問診だ。周りに聞こえない声で問診した。

「何か隠れて飲んでない?」彼女はメソメソ泣き出した。「言うとやめろって言われるから隠していたのよ。飲んでから良くなったの」鰻の肝らしきものを毎日6粒飲んでいた。可哀相だから毎月一粒ずつ減らすことにした。高いものらしく一瓶2万円ぐらいだと言う。よく言うことを聞いてくれたので半年たつと臨床的効果が現れて、椅子にもやっと座れるようになった。やっとお相撲さんのようなメリハリのある体型になったのだ。

もともとは痩せ型だったらしいのが、鰻の肝で脂肪の塊になっちゃったのだ。

さて、ここの稿の表題はいかにも逆説的に感じることだろうが、そうではない。自身の体はこの世に一つきりだから、試行錯誤などと悠長なことではそれこそ身が持たない。択一問題が次々と我々の体の中を貫いてゆく。薄氷の上をごく平然と歩こうとしている人々が多い。薄氷は見た目では分からない。絶えず杖を手にして氷を突いてみればよい。90歳を超えて五感を「温存」している人は天才であると言いたい。択一問題を全て正解してきた人、時には杖を持ちて氷を突いてきた人々なのだ。

天才たちの90年の軌跡の中にこそ真実が埋設されているはずだ。だから大切なのは真実を掘り起こすことにあろう。天才たちをよってたかって鈍才たちが検証させてもらえばよいのだ。検証するところの鈍才たちはこれすなわち謙虚であるところの臨床医であらねばならない。

ちょっと傲慢であるところの鈍才が検証作業に取り掛かることにしよう。まず言っておかねばならないのは、巷間、体に良いとのたまわられていることは全て嘘である。ややよろしいとか、まあまあなどと言うようなものではなくて逆に全て体に悪い。このことをしっかり認識しておかねば、惨めなるかな、必ずや巷間流動体になり果て、疾病や症候群の囚われの身となる。

それでは流説《るせつ》、体に良いことを列記してみる。

(1)散歩は体に良い。一日5000歩は歩きましょう。

(2)階段の昇り降りは体に良い。

(3)毎日入浴するのは体に良い。

(4)ジョギングは体に良い。

(5)体を鍛える、筋肉を強化する。

(6)生ものは精がつく。

(7)生野菜は健康に良い。

(8)牛乳はとても体に良い。

(9)納豆は血液サラサラになる。

(10)新鮮な食品は全て良し。

(11)湿気は皮膚にも体にも良し。

(12)お茶は癌を防ぐ。

これらは1ダースまとめて全部嘘である。何故なら90歳を超えて痛いところもなくて、五感が「温存」されている健康博士とも称してよろしかろう人々は、これらの12分の2以上の実践者ではないからである。ということは、このうちたった2項目を40〜50年消費したならば脱落である。

6項目を10年以上消費した者は50歳代までの人生。

9項目を10年以上消費した者は、とてものこと50歳代まで持たない。

10項目以上ともなると驚くほどに短期決戦状態にならざるを得まい。短期決戦というのは戦闘状態に入ることで、あちこちと切られまくられることだ。入院したり手術を受けたりと、とてものこと忙しい人生となる。多少の誤差はあるだろうがそれは免疫力［生命力］の維持と向上を、ごく自然体で取り込むことができる人々がいるからだ。免疫力が誤差の原因である。無事に生きてゆく上でこれほど大事なものはない。体力では決してないことを知るべきだ。免疫力の維持や向上にはさっぱり金がかからないから、人気がないし信用したがらない。金がかかったり体力勝負の事柄は妙に人気があり信用したがる癖がある。

例えば水道水である。これほどの貴重液体を都民の宝、県民の女神、道民の命と崇める者が少ない。安かろう、悪かろう、と決め付けるのは大和の人々の古来からの属性なのだ。

免疫力［生命力］の維持と向上について少しく触れておかねばならない。

これにはわずかに3点記憶してくれればよい。

A　循環器を大切にする。

B　消化器を大切にする。

C　自律神経を大切にする。

大切にする仕方が分からないととぼけている暇はなしである。大切にとは大事にすることであり、無駄遣い、つまるところ浪費をしないことだ。

次いで、免疫力［生命力］と体力との対立関係について明解にしなければならない。教養などとは関係なくこのことに関心がないと、無事とはいかず薄氷を踏み抜かざるを得ない。

この二つの力関係は対立する二つであり、決して並行する二つではないということをしっかりと認識しなければならない。教養人ほど「逆」を教え込まれてきたから強く反発することだろう。教養とか学識なぞは結構底が浅いものだ。学校は真理ばかりを教えるところではなくて、通説や流説までも教える。したがって教養人や医者が特に長生きするわけではない。

はっきり言ってしまうと、体力は生命力を食べちゃうのだ。自分自身の貴重品を食べちゃうのだから当然のこと寿命は縮む。体力を強烈に向上させたならば驚異的に短命となり、医学の力では改変しようがなくなる。臓器の損傷と損耗が予想を超えるのである。まあ多少は医学が介入する余地はあっても、それはすでにごくごくわずかとなっている。貪欲なる体力を持つ者の悲劇がここにある。

体力が生命力を食べるのは、食べれば食べるほどに美味しくなるからである。そして彼らにとってうれしいのは見てくれが美しくなり、場合によっては収入増となり評判（人気）までもよろしくなる。これはまさに食中毒と言わねばならぬ。

何度でも言うが手足には生命力は存在しない。脳を頂点とする内臓諸器官に大切に保管されているのだ。手足を鍛えることは筋肉量が増えるだろう。このための材料調達と質の確保は内臓が担当する。手足を鍛えるのではなしに、手足をよく使う（家事）などと比べてみるがいい。絶えず鍛えるのと、日常の家事をまじめにするのとの違いは、10年でかなり、20年ではもう取り返すことのできない負担差が内臓に及ぶ。単純すぎて不満はあろうとも、人生五十年の人もあれば、白寿をニコニコと迎える人もあるのは、この負担差だけのことなのだ。人々はとかく運命論に傾きやすいが、そうではない、わずかずつの積み重ねの結果なのだ。

それでは1ダースある流説がなぜ低俗説でとんでもない危険性を持つか、医学的見地からのみ考えてみよう。趣味ならば善悪、良否は問うべきではないからだ。

総論はこれまでにして、この1ダースの提言についての各論に入る。

この各論は人々のうちどなたかを傷つけることになるはずだ。

逆に言うと、これらの12種の提言はどなたかがこれによって生活の支えになっている場合がある。(7)は農家が(8)は酪農家が(9)は茨城の生産者がという具合だ。

提言というか、世間の常識らしきものに水を差すのは慎重にしなければならない。

しかしながら体に不具合なものは推奨できない。人々を悲惨な目に遭遇させるのが明らかならば、それなりの配慮をしなければならない。

（1）散歩は体に良い。一日5000歩は歩きましょう。↓真っ赤な嘘、脳によろしくない。散歩道から一年以内に消える。
（2）階段の昇り降りは体に良い。↓腰椎にとって最悪。脊柱管狭窄の原因。
（3）毎日入浴するのは体に良い。↓シャボンで滑る。風呂場の事故多し。
（4）ジョギングは体に良い。↓地上最悪、すぐ止めるべし。
（5）体を鍛える、筋肉を強化する。↓鍛えし者から消える。
（6）生ものは精がつく。↓あらゆる癌に接近する。
（7）生野菜は健康に良い。↓よくよくよくよく噛んだ場合のみ。そうでなくばダメだめだめ。
（8）牛乳はとても体に良い。↓危険である、瞬間高温滅菌ではだめ。乳癌の決定的因子だ。
（9）納豆は血液サラサラになる。↓嘘、腎臓腫瘍の決定的因子だ。納豆菌によりビタミンKが過剰生産され危険。
（10）新鮮な食品は全て良し。↓全て危ない。加熱処理が最善。
（11）湿気は皮膚にも体にも良し。↓ダニとカビとの戦闘開始だ。肺炎と肺癌に接近する。
（12）お茶は癌を防ぐ。↓嘘、農薬多し、飲みすぎはダメ。

第Ⅲ章

生命体問答

生命体のことについて考えてみたい。地球上の全ての生物がこれに属している。これら生物については一応の定義づけができる。すなわち「生」があり「死」があるのだ。この二つの間に限り生命体である。必ずや遺伝子を保有していて、その活動によって生存形態と生存期間が伸縮する。どんなに微小な生物も遺伝子を持ち、次々とリレーのように、末広がりに扇状に増殖しようとする性格が極小の遺伝子の中に組み込まれている。上昇志向というか増大思考と言うべきものを持つのが遺伝子なのである。先細りではなく先太りの性格を持つ。そうではない遺伝子は容易に消滅する。消えてゆく遺伝子は欠陥品であるか、または使命を終えたのであるから始末されて当然である。

遺伝子は次に繋ぐ時に様々な情報を獲得しており、それを役立てることが可能である。つまり学習能のことである。このことは続々と登場せる耐性菌の問題で現代の医療が苦悩しているところである。突然変異などと偶然性に頼ってしまう説には合意できはしない。遺伝子は人類が１００年後に獲得するだろうコンピュータをはるかに越えた能力で設計されている。

最初に地上に遺伝子が発生した当初は、一定の条件が満たされたのを見極めてどなたかが、さる高貴なお方が反物質たる［線］を用いて彫塑するがごとくに作製したのである。この反物質の関与による作品が遺伝子群であり、精妙なる属性を持つ。反物質たる「線」の放出源は全ての生命体の郷里《ふるさと》である。

初めて聞く話はなかなか聞き入れづらい。簡潔に現代風に表現するなら、笑い事ではない。ブラックホールのことである。このブラックホールに関しては未知ではあるが想定はできる。釈尊もこの存在に拘った。つまりは西方浄土と称される。

確かにこの太陽系では常に西方に存在する。何故なら太陽系は宇宙の片隅でまるで地球に対する月のように、同じ顔もちを見せながらブラックホール（西方浄土）の周りを楕円軌道で周回している。ブラックホールを中心とした太陽系の一周回に要する時間はおおよそ４億３２００万年と推定する。太陽系は太陽を中心としておおよそ９個の惑星が衛星などを従えながら周回している。この周回はエネルギーを産生して系の内部に蓄積されてきていると考えたい。このように考えるという作業は自由自在である。不自由無自在であるはずはなかろう。日本国民の世界に冠たる特権はこんなところに超然と存在する。汚れた手を経典の上に載せ、宣誓させられる外国の国家元首を見なさいと言いたい。そこには自由自在の座席はない。

次に生命体の種類について語らねばならない。これはおおよそ4種類あると考えたい。もちろんのこと地球上の生命体の数は一つきりである。つまり遺伝子を保有するものただ一つなのだ。

実は宇宙には他の三つの種類の生命体が実在している。こういう観点から宇宙を見ると、この膨大な空間には無限の生命体が犇《ひし》めきあっているのだ。このあたりになると固定概念では全く届きようがない。固定概念を脱することが必須である。生命体には必ずや「生」があり「死」があるという硬直した概念からは遠く遊離しなければならない。遺伝子を持たざる生命体かはたまた全く別次元の遺伝子を持つものを想定しよう。

まずは太陽系の内の一つの惑星、地球について考える。地球を一個の生命体と断定してしまうと、驚異的に視野が広がる。途方もなく巨大なエネルギー、コンピュータを内蔵した頭脳を保有していると考える。この地球には「生」は確実にあった。今、我々が搭乗中であるからこれは現実である。はるか遠い昔の時点で誕生したのである。この父も母も持たない生命体は46億年ほど前に生まれたのである。

当分の間、願わくば、久遠の時を存在しつづけることだろう。こうなると46億年生きてきてこれからも久遠の時となると、この生命体には「生」はあっても「死」はないと同然と考えられる。であるから、地球は「生」はあっても「死」はない生命体と位置づけることになろう。太陽も同様に、規模は違えども「生」はあって「死」は与えられない。与えようもないほどに未来永劫である。

これらの星、恒星、惑星などの巨大生命体は医学的な遺伝子は持たずに、天文学的思考から想定される宇宙遺伝子とも言うべきものを持たされていて、数百億の永遠らしき時間の中でいずれは分裂と増殖の過程へと進むのだろう。

次には月はどういう物体であるかということである。まずこの地球の衛星ともいうべき巨大物体は自転という活動がない。エネルギー消費も産生もせずにいるので死亡していると診定すべきであろう。死んだ状態で誕生し、死にっぱなしである。いわゆる死にっぱなし生命体と考えねばならない。

この死にっぱなし生命体の存在価値というか使命は広大なる宇宙の情報収集である。宇宙全局の情報を造設するパラボラアンテナを用いて盟主たる地球に中継しているのである。

さらにまた地球自身の時々刻々の情報中継基地としての役割りも担っている。パラボラアンテナは月の表面に無数に散在せる隕石痕のことである。クレーターとも言われる。ただし噴火によるものでは決してありえない。それは月が死せる星だからである。エネルギーを内蔵はしていない。地震などの天災は皆無で究極の安定した中継基地なのだ。

最後に宇宙の3つ目の生命体について、証明ではなくて例によって想定したい。これはあくまでも控えめに断定ではなく想定の範囲に留めなければならない。

「生」も無くて「死」も無き生命体のことだ。となると存在すら怪しげである。地上のコンピュータでは対応不能な重力の問題になり、ある程度以上の質量がなければ重力波は認知できないのである。であるから人類はいつまでもこのことに限っては認知症と言われねばならない。しかし必ずや在ることはあるのである。間違いはありえない。でなければ以上述べてきた生命体の全てが消滅せざるを得ないのである。地球を含めて全ての星たちは跡形もなく消え去るのだ。何故かという疑問には全く回答が用意できない。1キログラム程度の脳みそがどんなに考えたって答えを出せないことになっている。例えばの話、あらゆる宗派が天国の実在を強力に主張する。このことを、この実在を意味づけるためにも、やはり答えようがない。しかし「生」も無くて「死」も無き生命体は厳然と存在しているのだ。これを、このことを巷間ブラックホールと言う。

釈尊は西方浄土と教えている。この浄土も広大なる宇宙には数多く適正配置されていて、精妙を超えて、全宇宙に犇《ひし》めきあう生命体の故里（フルサト）ともなり、納骨堂ともなっている。太陽系にあるところの故里はやはり初めて釈尊が命名したのだから「浄土」である。２０００年ほど遡ったあたりでこのことを民衆に教示した釈尊は偉大をはるかに越えていよう。だからこの学説に直に触れたことがなくとも浄土真宗は決しておろそかにできぬと考えたい。宗教と言うよりこの学説は今なお無視してはならない。この終局的な「生」も「死」もなき四番目の生命体こそが、他の３種類の生命体の端緒的作業が実行可能なのだ。平たく表現するなら、生み出し作業である。と同時に、終焉的作業さえも行っている。

再び平たく言うならば、霊魂の出納作業のことである。なにかデリバリーの基地のようだがまさにそれは正解だ。

第Ⅳ章

生きとし生けるもの

小さなものはナノメーターのものがあって一定の部所と環境で増殖する。大きなものはどのぐらいのものがあるか見当もつけづらい。過去には恐竜が生息していて絶滅してしまった。重力の影響が緩和される海水中では鯨やジンベイザメのような巨大な生物が存在する。海は広いし餌も多い。陸上は諸条件がより複雑怪奇である。

生命体とはいったい何者かを考える。我々は生命体の代表であると自負するだけに、これの定義付けは放ってはおけない。明らかに思考することを条件付けされてきた人々はいずれ近き将来の22世紀前半には定義することを義務付けされているはずだ。「生命体」という語はどんなにぶ厚い辞林や辞書にも記述がない。ということは生命体という語句は存在基盤がないということになる。したがって生命体という語句にはその定義もなしになる。

生命という語句にはいちおうの定義らしいものが存在するが、いったん生命に「体」が付くと、これは何なのか分かりづらくなる。

しかし生命と生命体は別物であるとしなければならない。何故なら概念と実像は一緒くたにはできないからだ。生命は概念であり生命体とは別物なのか。

生命体は単に現在進行中の今の時代の造語の一片なのか。万物が生まれて育つ、増殖するという状況を表現するために必要なのか。したがって生命体をもう少し掘り下げて検討しなければならないことになる。形態として発生的に捉える機械論的思考と、これを実態としてみる生気論的考え方とが伝統的に対立しているなどと、悠長なことを言っていないで、このあたりで、この文明の中で喫緊に決定しなければと考える。ごく当然な脳作業だ。

宇宙に向けて人類が一歩二歩と踏み出そうとしている時、そこまで文明が伸長して、生命体が何たるかが分からないのでは困る。生命体というものを、ごく巨大なる視野で捉えなければならない。それぞれの宗教が神として讃えてきているものさえも、時と場合によっては、生命体の範疇に包含され得る。生命体群の中の選ばれし者が神であると、科学が認定する時にはほぼこれは真理である。

さて、「あらゆる生命体は思考する」と仮説を立てたとしよう。この仮説を否定することは今の科学では無理だ。したがってこの仮説は当分の間は事実となる。

ところで地球は生きているか、死んでいるかと皆に問えば、全員が「生きています」

「立派に生きています」と答えるだろう。この感性こそが全ての宗教と宗派を超えた真理だと考える。

地球はこの宇宙、太陽系の3番目の星として気の遠くなるような寿命を保持して生存してきたことになる。この生存のために多目的衛星たる月がある時点で配備された。

この地球は増殖はしていないが、いろいろと育《はぐく》んでいる。

人々が様々な条件のもとで生きている地球が、生きているという認識は重要である。

地球は生きていると即座に断定した人々は、それでは太陽はと問えば、より素早く「生きています」と返答するだろう。

太陽は増殖せずともいくつかの惑星を養っている感がある。地球もその引力の及ぶ範囲で種々のものを養っている。

生命体という言語が定義付けができなかった理由が少し分かったような気がしないか。あまりにも大規模であるために、ナノの範囲から宇宙規模の言語であるから、これはほっておきの言葉にされてしまったのである。

どの民族においても宗教に密に関連してしまうので、神々に慮《おもんぱか》って故意に放置されていた。

「天と地」については文明とともに先送りされてしまったようだ。

全ての人々は「神のみぞ知る」という言葉でこれを総まとめでヒッククってしまい先送りした。今このままでよろしいのかと考えた時に大きな違和感の存在に気が付くだろう。

全人類が正確に認識さえすれば、認識できれば争いの火種は消失する。なにせ数多《あまた》の神々がただ一つの存在に集約されるのだから。

儚《はかな》き生命体は等しく釈尊の透視した西方浄土（ブラックホール）へと往還するわけだ。

このことを伝えたいがためにどれほどの時間を費やしたとて無駄であろうはずがない。

儚き生命体も全て遠い夢幻の世界で西方浄土へと帰還せざるを得ない。

何でこんなことが、いまさら話題となるのか。

ＩＴ関連の開発競争の果てに定時定刻に起こってきた事象の観がある。錯綜する情報の過多と人々の持つＩＱの余りの低さ。

人類は永遠に争闘の時節に突入せざるを得ない。疑心と暗鬼に取りつかれ貴重なる種、この宇宙においても類《たぐい》まれなる神の創作したる、さらに輝けるはずの至宝の貴種が絶滅の危機に瀕している。であるから神についての存在と認識について出来得る限り早く統一しなければならない。

この分野に科学が強引に入り込み牽引すべしと言っている。宗教が科学の上位に立っているようでは駄目だ。

この分野に科学が強引に入り込み、神について科学する必要がある。

生命体に関することから全ての事象は西方浄土に帰するとなれば、ほとんどの争いは無駄になる。

協調の大道が自然に展望されるようになる。

宇宙の存在は線と光と空間と、優しき生命体とそうでない物で出来上がっている。

それらは全て等しく釈尊の透視した西方浄土に吸収されて安寧する。だから醜い争いは全て無駄である。そのことに関してマホメットもキリストも仏陀もその他もろもろの神々も賛同するしかない。

そうなれば22世紀に向けて、人類の新たな共通認識に到達することができよう。

全人類が統一宗教、つまり共通概念に係ることになれば彼らは安寧する。

絶滅はきわどいところで回避されることになろう。楽観論は共通概念の中に混入させてはならない。

わが日本では古来より神道と仏教、この二つが仲良く並立してきた。

このことの効果は絶大であると言わねばならないだろう。どちらかが欠けたこの国は想像がつきづらい。

宗教を科学することになれば、これから先さらに進んだ科学によって宗教の本体である神の諸々《もろもろ》の本質を把握する。

科学（science-Wissenschaft）とは世界、事象に関する知的、合理的な探求の営みであり学問のことである。

宇宙の創生が科学的に解明される時に、統一概念が固定され得る。この宇宙には諸々どころではないとてつもなく多くの神々が存在し協調し、鎬《しのぎ》を削っていよう。取りあえずは我々の関与は西方浄土ということになる。無限の分母の上にちょこんと乗っかった、たった一個の神様なのだ。この神だとて残念だが、悲しいかな人々のために存在しているのではなく万物の創造と破壊を究めているはずだ。神を祭ることは本質的に重要ではあるが、神だのみは全く意味がないことを知るべきだ。したがって人々には自助努力あるのみであることになる。

そして絶対的な安寧の地、仏陀の指示した西方浄土へと帰還するのである。

第Ⅴ章

生命力の維持と向上

生命力とは生活力とは違う。生活力は生命力から派生するものの一つにすぎない。つまり生命力がなければ生活力が消えてしまう。ところが生活力がなくとも生命は維持されうる。

人々の生命力こそ存在証明なのだ。思考力、行動力、視力、聴力などといろいろあって、その力の評価は数値化されたりしている。ところが生命力となるとその数値化はとてもじゃないが膨大な広がりであるから難しい。ただ一つ明確にしておかねばならないのは体力のことだ。体力は生命力とは決してイコールではない。平等視してはならない。主従関係ではあるが、主は無論のこと生命力で、従が体力だ。この従は絶対服従の従なのだ。しかも生涯変わることなくこの身分制度はつづく。生命体の死の床までの運命共同体である。生命体が死んでも数日放置すれば髭も爪もよく伸びる。気味悪いほどによく伸びる。領主が死んでも領民はまだこの邦から逃亡はできないのだ。

服従していなければならない体力が増上慢するのはまことによろしくない。勘違いをして体力が異常に傲慢になった時、下克上のその生命体の寿命は驚異的に短縮する。

生計《たつき》をたてるためや趣味のために体力を向上させるのはよろしい。これにはゴルフを考えれば分かる。プロ・ゴルファーは稼ぐという目的があり、アマチュア・ゴルファーはハンデをあげたいのだ。目的がいかにも合理的だから、多少失うものがあっても仕方なしだ。体に良いからという目的は全部不合理であると断定すべきだ。視野の狭いいかにも短絡的な思考であると言いたい。体に良いことなどは、せいぜい名曲を聴くことぐらいしか思いつかない。スポーツは体に良いと言いたかろうが、どうでも良いと言いたい。

過去の偉人から賢者まで体力勝負の者は希少であり、匹夫の勇と卑しめられた。匹夫はごく短命であり、選んで勧めるほどの臨床的利点はなしだ。あくまでも好き嫌いの範囲である。しかしこれを生業《なりわい》とする者は別である。体に良い悪いに関係なしで合理的であるからだ。

人々の体に関する力学は見てくれや気分で考えてはならない。思考力、直観力、洞察力など筋力とは無関係の頭脳の働きについては、これは能力ではなく脳力と言える。この脳力バランス、精神バランスは微妙に生命力に及ぼす良き影響が想定される。だから脳力こそは人々が磨きをかければかけるほどに、生命力はわずかずつ向上しうる。「能力」は国語辞典に載ってはいるが「脳力」はない。だから脳力とは何かという説明が必要だろうが前述のように解釈したい。

ところが筋力、体力の増大はすればするほどに、ある時点を境に急激に生命力に対して障害要因となりうる。向上心、競争心などは元来歯止めがききづらい。人々の体内には下克上を成立させてはいけない。一揆や、弑逆《しいぎゃく》（君主を殺す）が頻発するからだ。

生命力の派生現象はごく大きく分類すれば、動と静がある。この動静のバランスこそが時間という不可視の物に大きく左右されながら、強力な重力の中を貫通してゆく。動静のバランスがいったん崩れる時、この惑星の重力は人々を許容しなくなる。

だから生命力の健全性の維持には静と動、動と静のバランスをとることほど大切なことはない。このことは普段は忘れてもよいが時には思い出して、バランスの修正をしなければならない。忘れっぱなしを不養生と言うがこれは不可逆とほぼ同義語であるから、寿命は短縮する。

虚弱体質の息子を授かった母親は決して嘆くなかれ。生命力が長く長く持つことになるはずだから、彼女の息子は生まれながらの資産家である。生命力は何物にも変えがたき優良資産なのだ。逆に体力が標準以上の息子を持つ母親は、油断することなく観察し、動と静のバランスの導入を勧めるべきだ。

この稿は生命力という難解な事案について述べてきたが、そろそろその向上の要点について考えたい。

巷間、体に良いことをする、体に良い物を食べる、体に良い物を飲む、というのがある。テレビのサプリメントの宣伝では必ず「個人の見解です」とテロップが小さな文字で付いてはいる。

体に良いとは何ものなのか。果たして生命力を向上させるのか否か。

基本的に生命力は長い長い時間背景で捉えねばならない。生涯を通じて、生涯の全体、全長から考えなければダメだ。したがってこの話題の力は長く長く保たれるものでなければならない。

そして生命力は腕にはなく、脚にもない。その全ては頭蓋と内臓諸器官の中にある。これらを密に繋ぐのが循環器などである。当然これらの器官の機能維持が最善最高の生命力対策となる。ところが生命力が漏出する部位はというと、体の内、外の全てである。

維新の最高功労者、大村益次郎（村田蔵六）は凶漢により受けた右大腿部の刀傷がもと

で死亡。明治2年（1869）9月4日午後6時過ぎ受傷、10月2日大阪仮病院（現在の阪大）へ入院、10月27日午前8時右大腿部切断、（手術時間1時間）11月5日午後7時死去。享年45。

受傷後2か月で死亡している。この間に生命力が少しずつ漏出したかとも考えられる。しかし手術後10日で死亡だから手術が原因の可能性もある。

病原細菌の存在はまだ知られず、薬（抗生剤）もない時代であるから創傷感染による敗血症が死因と考えられはするが、おそらくそうではない。

受けた傷は開放創ではなくて小刀《しょうとう》による刺創であると考える。手練《てだれ》の刺客たちは暗くて天井の低い宿を考えて、大刀はやめて脇差を手にして階段を駆け上がった。切創よりも刺創の方が感染すれば治りがはるかに悪い。興奮した暗殺者たちは暗い中をめったやたら突きまくり同士討ちもあったようだ。乱用されて、極めて不潔な脇差で大腿部を複数回抉《えぐ》られたのだ。

傷口は小さくとも創は深くしかも組織の挫滅は大きい。出血が外に出にくく腫脹すると圧が高まり下腿の血行が悪くなる。現代風に診断するならコンパートメント症候群と言う。

感染に加えて血行不全では、診断したオランダの名医ボードウィンでなくとも大腿部切断を決断しただろう。この時点では大村益次郎の右下腿は壊疽を起こし彼は敗血症による高熱を発していた。稀代の明治政府高官はようやく勅許を得て受傷54日後に手術を受けた。術者は1820年生まれのアントニウス・ボードウィン、オランダの陸軍軍医。同じ年にイタリアのフィレンチェにフローレンス・ナイチンゲールが誕生している。

2年後の1822年にはフランスではルイ・パスツールが母親の産道を無事通過している。人類にとって重大なこのことは、イエス・キリストに多少とも比肩しうる救済を人々に与えたのである。何故ならイエス・キリストはキリスト教徒に福音を与える。釈尊は仏教徒に来世における救済を与える。ルイ・パスツールは宗教には関係なしに全人類に真に大きな恩沢を与えつづけている。一方で、イギリスを除く全ヨーロッパに君臨した皇帝ナポレオン・ボナパルトはパスツールが1歳の時に、幽閉先のセントヘレナ島で殺戮に満たされた人生を終えたのである。

ボードウィンの手術は成功したかに見えたものの、術後9日で危篤状態に陥り10日で死去した。

ここで言いたいことは、たった片脚の事変でも全生命力は容易に漏出することと、歴史上の大人物の死因についてより正確に記録したいからだ。記録者はほとんどが高名な文筆業の方々である。死因についての診定は少しく逃げ腰に感ずる。例えば司馬遷といえども賢人や英雄、豪傑の死因についてはあまり深くは掘り下げていない。

臨床医としては歴史上の大人物、大村益次郎の正確なる死亡診断書を書かねばならない。これは簡潔にして簡明だ。手術が遅れて敗血症で亡くなったのではない。遅れたのが誘因にはなっただろう。しかし死亡原因は別のところにある。いろいろな要素を考えて最終診断は肺動脈塞栓症である。ボードウィンは眼科に優れていたという。手術の手際には自ずから限界があった。

この頃はコンパートメント症候群についての外科領域の認識は全くない時代であった。組織の挫滅により腫脹して局所（一区画）の圧が高まる時、末梢側の四肢血行は障害されて、不可逆的障害が起こる。6時間以内に筋膜切開等の減圧処置を施さねばならない。はるか後の1975年にホワイトサイドがコンパートメント圧測定装置を開発している。

第Ⅵ章

絶対君主王国

生命力の真の姿と本質に近寄らねばならない。このことから見えてくるものは、我々の健康を維持するには最も重要である。対極にあると思われる体力についても同時に正しく認知しなければならない。まずは健全な体とは必要量の免疫力を保つことだろう。免疫力は警察力ではなくてどうも軍事力という感じだ。警察は悪徳なる住民を摘発する。健全な体の、外から入ってくるものに挑戦するのが免疫である。絶対君主王国の専守防衛隊が免疫力の実像である。国王は頭蓋の液体の中に浮遊せる脳である。脳の中央には脳下垂体と称する伝家の宝刀を隠し持つ。この宝刀の切っ先がわずかに振動する時にその振動音を感知した各臓器はおののき恐れて、指示を待つ。他の全脳は住民（手足目耳）たちが見たり読んだり歌ったりというお祭り騒ぎを主催する。日々体力を激しく消費することを人々は「鍛える」と表現している。鍛えし者に国王は休息を与える。何故なら与えなければ王国は疲弊して外敵に備えた軍事力（免疫力）が著しく低下することになる。愚直な国王の場合は国民は悲惨である。だいたい悲惨さが認識できずに国民を強兵にしようと企てる。富国強兵ではなくて貧国強兵となり兵糧、武器弾薬がつづかず王国は崩壊し、国王は敵国に幽閉されてしまう（人々は病を得て入院するか突然死する）。歴史を見れば歴然である。

強大を誇った秦帝国はあっという間に地上から消えた。昭和の日本国もまさに同類である。

どんなに見てくれが強大で強力であろうとも絶対君主の王国（人体）は国王の資質が大事であり、補佐するところの官僚群（各種臓器）が優秀な依法官僚であらねばならない。厳格に法にのっとった行いをする官僚群のことである。逆に勝手に通達とやらを出しまくっている官僚は家産官僚と言うらしい。自己都合で出すのだからこれは駄目になるはずだ。昭和の怪人、偉大なる預言者、小室直樹が必死になって叫んでいた。「日本はダメ、ダメ、ダメ、ダメだめんなーる、家産官僚国家になーっちまった」と。

絶対君主が保有し国民に発布する「法」ほど大事なものはない。これの良し悪しでこの王国の運命は決まる。分かりやすく言うと人々の寿命が決まる。この王国ほど儚《はかな》い国はない。後継者のいない国、君主が薨《こう》ずれば王国は消滅するのだ。だが歴史上は似たようなことが繰り返し起こっている。

だから全ての人々はみょうに浅野匠守の生き様を記憶にとどめている。とにかく実情に合致した法の制定と発布が最重要課題である。全ての法は民のためにある。民の利益にならねばならぬ。基本理念は民を害するものであってはならない。国王（人々）は我が国は法治国家であると認識して、国王と言えども法を逸脱すれば重臣（主要臓器）たちからの謀反を招き幽閉（入院）、悪くすると国外追放（冥界入り）となる。

発布する法が外敵に対して無防備であったり、国民にとって過酷であればこれは悪法である。是非とも最上級の良き法を制定したい。

１９９６年、ＣＤＣ（米国疾病管理予防センター）は全ての医療関係者に標準予防措置（standard precautions）をガイドラインとして提唱した。「全ての患者の血液、体液、分泌物、排泄物、嘔吐物、創傷のある皮膚、粘膜などは感染する危険性があるものとして取り扱い微生物の伝播を防ぐ」というものだ。院内感染を防止し医療従事者を保護するための提唱である。

人々は今、悪性腫瘍（癌）の発症をいちばん恐れている。感染症の罹患は二の次三の次であろう。発癌物質などと唱えるのはいいかげんで止めよう。そんなもので臨床の癌の発症はありえない。衛生状態の悪い実験室での結果は無効であらねばならぬ。これは一方的に断定しなければ話が少しも進まず、この点で論争はしてはならない。時間がない。今この時も人々が次々に倒れているのだから。

腫瘍ウイルス群（DNAウイルス、RNAウイルス）は地球上の生物に驚くほど広範囲に寄生している。これらとの闘いは人々には避けることはできない道程《みちのり》であることを認識してもらう。これを軽視してはならない。複数の癌にかかる人は軽視と言うよりも何にも知らなかった。法の存在さえをも知らなければ無法者になりやすかろう。これからの人類の最強の敵はウイルスである。まずはこのことをしっかりと認識しなくてはならない。そしてその存在するところは、恐ろしや、ほとんど全ての生《なま》の食材にわたっている。

地球上でのウイルスの起源を考えることは彼らの特性に関して少し意味があろう。仮説ではあるがおそらくは真説である。腫瘍ウイルスだけではなく全てのウイルスは恐竜が起源である。恐竜が保有していた強烈な増殖の遺伝子が単体で脱出に成功したのだ。その脱出の目的と使命は何とはなしに分かるだろう。地上最大にして最強の生命体が当然のごとく最小最強の生命体を派生させたのである。それがこの惑星46億年の物語の四章めの幕開けと言える。おおよそ3億5000万年の揺籃《ゆりかご》の古生代をへて激動の中生代へと物語は進んだ。中生代の終末紀である白亜紀に恐竜が絶滅ではないかたちで姿を消し、ギリシャ語のサウルスは文字どおりトカゲになっちゃった。変わってウイルス様のご登場である。これが天文学者ではないへっぽこ臨床医の臨床概観である。

孫子の説くように戦わずして勝つ。これが兵法の最上位である。兵士の損耗がなく戦費の支出がない。検診などの早期発見、早期治療はすでに戦いは始まっているのだ。いわゆるこの時点は緒戦と言われる。国民にとっては敗戦（死）の予感を持つ。したがって手術や放射線療法などの戦いを挑む前に、予防ありきである。発症さえしなければ、当然、戦わずして勝ったことになろう。名言、至言、敵を知り己を知るである。敵を知らず己も知らずでは定められた時点で必ずや愕然とする。この愕然は生地獄への誰もが慄然とする誘導灯なのだ。

さてさて、絶対君主が制定し発布すべき法を紹介する。「法三章」と言うように簡潔にして簡明であらねばならぬ。善良なる国民がすべからく納得して進んで守る順法の精神を刺激したい。先に述べたように腫瘍ウイルス群は生の食材にまんべんなく広く広く分布している。しかも恐ろしいことに食欲を刺激するものほど濃厚に汚染されているはずだ。新鮮で生きのいいものほど危ない。敵は数も多く攻撃力も圧倒的である。したがって反復した攻撃にはいつかは負けることになる。多くの人々は多少金がたまると、いや、たまらなくとも反復する。ナノメーターの敵の兵力は一個師団5億、軍団は25億、これらに次々と、陸続と波状攻撃、ご存じＤＮＡ、ＲＮＡの核攻撃をかけられては城壁は持たない（癌化する）。40～50年手入れをしなかった城壁（粘膜）はかなりの部分が崩落しかけている（己を知る）。１枚のレアー・ステーキを食べるとざっと考えて１㎖の血液を消化管に送り込んだことになる。最悪の症例を考えると2個軍団50億の敵兵が侵攻してきたことになる。２枚食べるならば１００億だ（敵を知る）。レアー・ステーキは強火で肉の両面をさっと焼いただけの中はほとんど生のもの。したがって10体あろうとも全ては10人の大腸癌患者となる。

この大切な計算に間違いはない。敵の兵力は少なく見積もっている。

医療機関では医療従事者を守るために、そして院内感染を避けるために標準予防措置を厳重に実行している。患者を見事に感染源として捉えている。

ウイルス・フリー、つまりは生の食材を排除さえすればよろしい。ＣＤＣの提唱をほんの少しいじるだけのことだ。「全ての生の食材を食卓に乗せてはならない。ステーキの赤い血は生き地獄への誘導灯。輝く白きミルク（動物の分泌物）も警告灯」。

このことを絶対君主王国の法として順法すれば国民は戦わずして勝つ。負けようがない。人々は全ての癌には罹りようもない（ただし子宮頸癌は別物だ、性的規制を考え、ユダヤ教徒に少ないことが参考資料、つまりはパピローマウイルスの伝播を防止する。また血液の癌もその多くはVector「媒介生物、蚊などの昆虫」に咬まれなければよろしい）。

植物系統のウイルスは動物にはなじまないので、生野菜は良く洗ってさえあれば安全だ。

第Ⅶ章

金科玉条

常在細菌叢は体の主に粘膜面に分布して、およそ１００兆個の細菌群から成り立っているという。細菌は原則的に体内（血流中）には生息域を求めないようだ。健康状態のよろしき場合は体内に入るならば直ちに白血球の攻撃を受けて絶滅される。したがって体内の生息は急性、慢性疾患以外ではない。ところで体細胞は60兆程度だ。

一方でウイルスは大まかに体内が生息域である。体内でなければ原則、増殖ができず生存が不都合にできているようだ。

常在細菌が話題になることがあっても、常在ウイルスのことはほとんど聞いたことがない。

21世紀にもなってこれが話題の中心とならぬのは、誠に不都合だと考えたい。常在ウイルスがどれほど人々の人生に、負の関与をしているかを真剣に判断すべきである。

当然免疫の問題があるために、数多《あまた》あるウイルスといえども常在できないウイルスがほとんどである。

しかしここで話題にしなければならないのは、常在できる、常在したいウイルスのことだ。

例えば腫瘍系統のウイルスだが、これらはほとんど常在したい、したくって仕方のない系統のウイルス群だ。この系統の統領はご存じ、パピローマウイルスだ。

ところで地球上の全ての生物群に関して、冷徹に、厳格に発生順列を決めなければどうしようもなく、だらけてしまう気がする。

地球の全ての微生物群（細菌群、ＤＮＡ、ＲＮＡウイルス等々）こそ７０００万年前に絶滅したとされている恐竜の雌雄が、断末魔とともに地上に噴煙のごとく拡散散布した遺伝子であると推理しよう。

地上最大最強である「雄」の恐竜は地上最小で最悪のナノメーターの微生物（ウイルス）を、そして「雌」の恐竜たちはミクロメーターの生物、細菌群などを放散した。

いずれこのメカニズムについては宇宙物理学、生理学の面で解明されるとは思う。

粗雑な遺伝子で仕上げられた恐竜たちの遺伝子スティックから増殖の遺伝子のみが、逃走を開始しただけのことだろう。

地球上での生物の役割分担は厳格である。であるならば恐竜たちの存在期間と発生、存在理由を取りあえず見当づけなければならない。

さて、彼らの噂の、凶暴な性格と巨大な肉体は何を表示していたのか。

ごく単純に推理し断定する。

多食が彼らに与えられた使命であった。

細菌群、ウイルス群等々を、地球上の次世代用の過剰繁殖傾向の生物群落の保全調節因子として、巨大な肉体から次々と放散散布し、自らは絶滅ではなくてミニチュア化を強制選択させられた。恐竜は地球環境の担い手としては、ごく稚拙であったと言える。

動物、植物の偏りきった繁殖を制御したのである。

そして地球が低重力期から高重力期に入った7000万年前の頃、種の転換を受けて見事にミニチュア化された。

次の世代の制御装置は各種の疾病をもたらす微生物群であった。恐竜の巨体から一片の遺伝子が脱出に成功し、彼らの遺伝子スティックは「増殖」を喪失したのだ。

環境保全のために存在した恐竜群は高重力期を迎えて、一応の長期使命を終えて次の世代の環境保全因子に事業承継した。ジュラ紀、白亜紀をへて新生代へ続く頃か。

各種の恐竜から派生散布された微生物群は疾病の様相で強烈に活動を始めた。

狂犬病ウイルスは勇躍し、コレラ菌は狂喜した。ご存じであろうが、狂犬病ウイルスはほとんどの哺乳類を屠殺することが可能なのだ。

全ての病原微生物群は過剰増殖の抑制の役割を担っている。

生物環境の全体保全のために、これらはなければよかったというものではない。

恐竜が跋扈していた時代までの地球上の生態系について考えたい。

病原微生物が全く存在していなかったのだから、その方面からの疾病はゼロだった。その結果驚異的に、爆発的に動・植物が増え、そこで地上は生物で溢れかえってしまった。

とてものこと恐竜たちの多食、暴食程度ではどうにもならぬ状況になっていた。各所で発掘されている恐竜の化石の数と種類は膨大である。ところがそのような数ではとても及ばぬほどの混雑が出現したのだ。

調整作業員として役割は完全に逸脱してしまった。

このあたりで病原微生物の由来についての推論は終了する。

さて本稿の主題に戻らねばならない。

何故ウイルス群の常在を話題にしなければならぬのか。五里霧中である癌との闘いに結着をつけるべき時が来ているからだ。

すなわち常在ウイルスは、人類のＩＱの進展を妨げ、人々の寿命を抑制し、さらに反復して数で圧倒し攻撃を仕掛けて、ついには発癌を起源するのを生業《なりわい》とするからだ。

このことに対し人々がすべき対応は判明している。

生命体から生命体への永遠の旅を義務づけられている彼ら（ＤＮＡ、ＲＮＡウイルス）の旅のメインルートは、ごく新鮮な【生の食材】である。

したがって生の食材の加熱処理こそ金科玉条である。

第Ⅷ章

発癌物質は河童と喝破

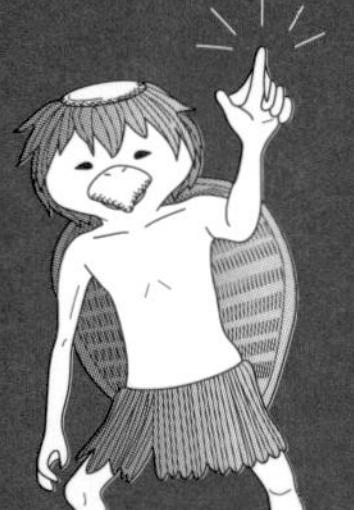

河童は想像上の動物であり実存はしない。ところがこの想像上の動物は日本の各所に銅像などで実存し、祭られたりしちゃっている。いったい、いつの頃に誕生したのか。

とにかく河童の像は実存しそのイメージ画像は詳細に残されている。しかし河童はこの地球上にはいない。

そういえば龍だって同じだ。中国発祥のこの怪物は実存はしない。ところが各地にその異様な姿が描かれている。「画竜点睛を欠く」などと諺《ことわざ》にまで引用されている。そして多くの場合ごく大切に祭られたりしているわけだ。芥川龍之介の「河童」などは虚構の凝塊《ぎょうかい》とも言える。ペンネームとともに題が虚だ。

想像上の物体が世俗に長時間羽ばたいて、もはや実存にごく近くまで接近してきた。

このことなどは誰にも迷惑が掛からず、愉快だから全く問題はなしであろう。

こうした想像事象は世俗のほの明るい照明灯のようなもので、実存しなくとも存在価値はある。

困るのは実に幽霊である。この存在の噂は誰しも怖い。存在しないのではあろうが見たという話が怖い。錯覚ではあろうが見たという情報はごまんとあって、やはり怖い。

否定しようにも厄介千万である。したがって風説にただよいまかせざるをえない。

こういうものは放っておくに限る。

放っておけない重要課題は発癌物質のほうである。発癌を促したり発癌の原因とされる無機物質のことらしい。

実験的に実証されたということで、幽霊的な話ではないと自己主張されてはいる。担癌者はどこかでそれらしき物質と接点を持ったに違いなしとする。けっこう強引な主張と言わねばならない。

あらゆる発癌物質と接点を持たないし、持ちえない人々が続々と発癌している。だから発癌物質は直ちにその看板を下ろさねばならないし、そうでなくば強制的に排除されるべきであると言っている。

看護婦が看護師と改名されてから、最近は看護学校の生徒は男子が多くなった。

微生物学の講義では教科書どおりではないことも、多々述べる。実践的な教育が大切なのである。

「生ものは食べちゃあいけないよ。消毒するんだよ。加熱するんだ。牛乳は飲んじゃあい

牛乳からウイルス検出

東大、加熱で3万分の1に

米国の牛で流行が広がる高病原性鳥インフルエンザウイルス「H5N1型」は、牛乳からも検出されている。

東京大学新世代感染症センターなどは、ウイルスを含む牛乳を加熱しないと数週間にわたって感染性を持ち続けるという研究成果を米医学誌で発表した。

米国での一般的な殺菌方法であるセ氏63度で30分間の「低温殺菌」と同72度で15秒間の「高温殺菌」の手法で処理した後、ウイルス量を調べた。感染性のあるウイルスは3万分の1以下まで減少したが、完全には死滅しなかった。熱処理しなかった牛乳はセ氏4度で5週間にわたって感染性を保った。

非加熱の牛乳をマウスに飲ませると、翌日には発症し、鼻や肺、脳など様々な組織でウイルスが見つかった。日本では米国と異なり、セ氏120～150度で1～3秒間加熱する手法で殺菌されることが多い。超高温で殺菌した場合のウイルス量は今回の実験では調べていない。

牛乳中にどれだけのウイルスがあればヒトが感染し、発症するかは分かっていない。同センターの河岡義裕機構長は「市販の牛乳を飲んで感染するかは現時点では不明だ。ただ、熱処理していない牛乳を飲めばヒトも感染する可能性がある」と話す。

日本経済新聞　2024年（令和６年）６月11日（火曜日）の記事より

けないよ、飲みたけりゃあ加熱するんだ。パスツリゼーション（瞬間滅菌）なんて信じちゃあいけない。ウイルスには効かないよ、垂直感染するんだ。牛の持っているウイルスが全部胃袋にはいっちゃうんだ。牛はウイルスの卸問屋だから、肉はよくよく焼け。そうすりゃあ大腸癌なんぞ、どこかにぶっ飛んじゃうよ。

ところで男はね、トイレに入ったらモノを取り出す前によく手を洗え。洗った清潔な手でモノを出せ。トイレを出る時に手を洗ったって意味がない。自分のセガレや小便は汚染物体じゃあないんだ。自分の尿を飲む健康法を信じて実行している輩がいるぐらいだ。

電車に乗り、いろいろと動き回り、吊革につかまり、ドアを開けたりなど、とにかく指先は典型的な汚染物体なんだ。

だから後で洗うことを繰り返すと、悲惨なことになり、社会のチリと芥《あくた》にまみれた汚染物体になっちゃう。そのままどこかでセックスすりゃあ、女性は可哀そうにみんな子宮頸癌になっちゃうよ。トイレ出る時にちょこっと手洗いする者がほとんどだが、ありゃーだめだよ」

間髪を入れず最前列のまことに器量よしの女子生徒が発言しました。

「ちょっと先生いいですか」

「いいよ」

「先生の社会の窓開いてます」

「………」

おもむろにチャックを上げた。

とにかく分かったのは、女子生徒はモノモノしい丁寧な扱いを気にしているようだ。

免疫には細胞性のものと液体性のものとがあり、またそれぞれに局所性の反応と全身性の反応とがあると考えられている。

局所か全身かの違いはあろうとも、免疫力を低下させるものはこの世にごまんとあるはずだ。その中から一つ二つと取り出して、発癌物質に仕立て上げたって「ちょっと待ってよ」と言いたくなろう。精神的環境でさえも影響を及ぼさないことはなかろう。

実生活とは結び付きようのないニトロソアミンなどをさして発癌物質と決めつけるのは、気が早すぎはしないか。実は局所ないしは全身性の免疫障害物質ではないのか。

子宮頸癌はどうだ、乳癌はどうする。「発癌物質との接点が全くなかろう」というと、それぞれに発癌機転が異なるのだと詭弁を弄する。接点が全くなくたって適当な理由付けが自由自在の暗黒の時代が続いている。

いわゆる間接喫煙や受動喫煙などの造語はまさにそうだ。これらを造語した人々はしてやったりと得意げな顔が見えるようだ。このようなものはHEのKAPPAと言わねばならぬ。

バスの排気ガス、タクシーの排気ガスの方が圧倒的に多いといったって、何せ多数決で既成事実化していて民主主義では通用しない。

まことに嘆かわしいことだが肺癌の原因がタバコに決まって久しい。

このことの多数決の過ちを少しずつ解きほぐさねばならない。

微生物学をとやかく言う者にとっては、看護学生に対しウイルス学の総論でまず第一に言っておかねばならぬことがある。現在人類はようやくウイルスとの戦いの緒に就いたこと、敵であるウイルスの弱点を認識しなければならぬこと。

その弱点はごくおおまかに4点ある。

1　アルコールに弱い

2　加熱により死滅する
3　酸に弱い
4　紫外線により死滅する
以上の４点を潜《くぐ》り抜けてくるウイルスこそ、人々をとことん傷害する。潜り抜けの道筋はどんなものか。

呼吸に関するもの、性行為に関すること、昆虫の刺咬によるもの、食品（生鮮食品）等々によるものがある。

ところがウイルスにも根本的に厳格なる生存領域が定められている。それは各種の生命体内に寄生してその活力を得ることである。そして複写されるごとくに増殖する。

その活力低下に気が付いたのが、偉大なるかな、パスツールの狂犬病ワクチンの開発である。

人々は結局はウイルスと共通の領域で日常生活をしているのだから、ウイルスに対する完全防御はほとんど不可能に近い。

しかしながら可能な限り部分防御をしなければならない。この可能性の向上こそ対ウイルス、ひいては癌発症のリスクの低減の最大要因となる。

主要関連ウイルスはほぼ分かってきてはいる。

最も広範囲に分布して危険なウイルスはパピローマウイルスだ。変幻の得意な奴である。生鮮食品の全てにおよび、新鮮なものほどその活性は強い。したがって、ほとんどの人がそのウイルスの運び屋になっていると思われる。

腫瘍ウイルス系の発癌について、東大の微生物分野の畠山昌則教授は感染癌と位置づけておられるがウイルスの生存領域のことを考えるならば、ほとんどのウイルスは人間の生活領域全部にわたっていることは明白だ。であるから全ての癌は教授の言うところの感染癌ということになる。これこそが短絡的ではなく単純明快なる決定である。

因《ちな》みに沖縄の肺癌患者の98％がパピローマウイルスの感染者であるとの報告がある。だから喫煙などというものは全体と局所の免疫力を低下させるところの【誘因】でしかないと主張しているのだ。

パピローマウイルスに搭乗された無数のダニやカビが気道から侵入してくる。そしてニコチンやタールで傷んだ気道粘膜に漂着する。このことの反復により腫瘍が発生しても誰も文句は言えない。

一方でパピローマウイルスは生魚《なまざかな》、生肉などに紛れて堂々と消化器に入り込み、胃腸の粘膜を透過し血液中に入り込む。加熱が十分されていない食材中のパピローマウイルスは活性がある。次いで胃の中で胃酸を浴び、アルコールをさえ浴びせられることもあろう。

ここでの洗礼を無事潜《くぐ》り抜けさえすれば、DNA、RNAの核武装した腫瘍ウイルスは体内、つまりは血流中へのもぐり込みに成功する。このことは恐ろしくも日々の楽し気な食事中に淡々と進行している。

年齢や胃腸の具合によっては消化液（胃液等）の分泌が著減することもあろう。

こうした腫瘍ウイルスの生業《なりわい》による発癌は驚異的広範囲と推定され得る。

20%程度と推計されている腫瘍ウイルス群による発癌（感染癌）率はほぼ100%になっても十分に理解できる。

つまり癌の全ては腫瘍ウイルスの感染によるものだと断定すべきであろう。

付言するならば、DNA、RNAから成り立つ腫瘍ウイルス群は、2系統の癌発症プロセスを持っている。

1　消化器粘膜、子宮粘膜、気管支粘膜に直接侵入による接触感染。
〔症例〕胃癌、子宮頸癌、大腸癌、皮膚癌、肺癌（中枢側）
2　あらゆる手段で血流中に紛れ込む。言わば血流感染。
〔症例〕脳腫瘍、子宮体癌、甲状腺癌、肺癌（末梢側）

人々の性交渉は多彩なるパピローマウイルスを交換し合って、女子は子宮頸癌を男子は前立腺癌を発症することになる。だから交接とも呼ばれるのか。

とにかくこの2系統の侵入経路を遮断できさえすれば、人々は癌にはならない。この際、最重要のキーワードは何といっても「静穏と適度な停滞」なのだ。

だから心臓癌はとてものことお目にかかれない。このことからも発癌物質の存在は否定される。

【大量】にしかも【反復】して侵入されると、免疫系等のゴールキーパーが疲弊して、腫瘍ウイルス癌を発症して発癌に至る。

この後は予防の話は終わりである。治療の過程に入るわけだ。

治療の本態は異物除去作業であるが摘除手術ではない。少し過激な修復作業のことを述べたい。

体内に巣くわれた癌病巣は異物である。いかにも居住権を得たように手続きが済んでいようとも、不法滞在者に間違いはない。

これらの不法、無法滞在者は断固として排除されねばならない。

したがって峻烈なる作業、手段で臨むことになろう。

誰もが等しく体内に保有している緊急事態対応の対応能力の発動である。つまりは厳戒態勢のための召集令の発布を行うことになる。

「サイトカイン」……彼らこそが緊急事態対応の最強の武闘派集団である。

別名としてＴＮＦ（腫瘍壊死因子）と尊称されてもよいかもしれない。

人体が異物の侵入を感知して、強度のアレルギー状態に陥った際に動員される。

このとき脳下垂体司令本部が直ちに総動員令をかける。

この動員令がかかれば正式に武装したサイトカイン軍団が戦野（血中）に溢れる。

そしてあらゆる組織（臓器）に無法占拠した癌細胞集団に食らいつく。その無法集団は徐々にあらゆる補給路を断たれて壊死に陥るのだ。

このサイトカイン軍団の後にはリンフォカイン軍団、モノカイン軍団と陸続と参戦する。

こうしてこれらの緊急時の体内発生物質が見事に癌細胞を鎮圧する。

あらゆる抗癌と称する薬剤が無効の患者であっても、無事に生還が可能である。

第Ⅸ章

非癌花の咲く頃

人々にとって一番幸せなことは何かと考えるならば、それは家族の健康と自身の精神と肉体の健全性です。もちろんのことペットも含めて元気に暮らせることほどの幸せはないでしょう。疾病は元来持っている長い長い生命の赤い糸をほつれさせたりして糸球を作り、短縮させてしまうことが多いのです。

人々は皆同じ長さのこの生命の赤い糸を持って生まれたはずなのに、大きな差がつくのが現実です。これは何故なのかと絶えず考えてきましたが、だいたいの真相が見えてきました。判然としてきたのです。

健康を害する人々はそれなりの原因に自分から近寄ってゆくのです。見方によってはすり寄ってゆくようにも見えるでしょう。不用心なことに皆が群れているから、何となく尻についてゆくのです。

ですから看護学校の講義では30年以上にわたって、世間の一般常識の中の毒素を中和して解毒と除去作業をしていたようなものです。だから幣校の卒業生は自然な形で長寿であると確信しております。看護学を学んだだけではなく、疾病予防学、そして長寿学を体得しているからです。このことは自信をもって言い切れます。

ごく短い2年間の教室での対面の中で繰り返して真実にごくごく近い事案について説明してきました。これからも淡々とこの作業をつづけなくてはなりません。

1200名の卒業生が様々な看護の現場でそれぞれ1万人の方々と接点ができたとすれば、およそ1200万人の国民の健康に関与したことになります。ですから日本国の10分の1の国民に対して何らかの良き出会いが生じたことになります。

当然、学校での教育内容は上っ面の知識ではいけません。

明治初頭の脚気に関する医療界の混乱は国民を苦しめました。明治天皇も大変に難儀をされたことでしょう。ご自身も罹患されていたのですから。

すなわち諸悪の根源は脚気菌説でした。この説の愚劣なる信奉者たちは、巨大なる権威と権力をもって多くの国民を死へと導いたのです。

こんなに悪しき事例はもう絶対に起きてはならないのです。起きるわけがないと考えるのはお人好しすぎます。現在も実際に起きています。癌の予防についての流布されている一般常識は明治の脚気菌説のそのくだらなさの度合いにおいて、はるかに上を行っています。

この朽ち果てそうでしつこく遺残するゾンビのような一般常識をいくら真面目に順守しようが、癌は減りはしません。増えているのです。

むしろ騒げば騒ぐほどに、言い換えればその一般常識をひけらかせばひけらかすほどに、癌の患者は増える仕組みになっているようです。これは脚気菌説が一般常識として世間に浸透すればするほどに脚気による死亡者数が増えたことと同じでしょう。

時間は音もなく過ぎてゆき、こういうことを反省する者はいたためしがありません。

必ずやＤＮＡ、またはＲＮＡの遺伝子を搭載しているウイルスを生で口から入れるなどという前近代的というか野蛮なる行いはやめにしましょう。

生ものは体に良い、新鮮なものほど健康の向上に役立つなどという一般常識は、即刻、焼却処分にしてしまいましょう。ウイルスは生ものを求めてさすらう旅人です。その生業《なりわい》は漁人《すなどりびと》です。

それではウイルスの四弱で締めくくります。

ウイルスは熱に弱いのです。

ウイルスは酸に弱いのですよ。

ウイルスは紫外線に弱いのです。
ウイルスはアルコールに弱いのですよ。

第X章

発癌物質（carcinogen）は不起訴

誰がこんなものを、こんなことを言い出したのかアホらしくて調べる気にならぬ。おそらくは癌に関する視界がゼロで、仕方なしに検察官（学者）たちは犯人らしき者を逮捕して起訴せざるを得なかったのだ。裁判官（癌学会）も仕方なく有罪にしたものの、真犯人では有り得ないものだから、その後も被害者（癌による死者）は増加している。判決が正当であったならば激減するのが真っ当というものだ。「絶対君主王国」の稿でこのことに関して、へっぽこ臨床医が論争を避け、かなりへこんでいると人々に解釈されてはよろしくはない。それなりに少しは矜持というものがある。

子宮頸癌を例にとって考えれば誰にでも簡単に分かることである。これは子宮の表層粘膜に発生する癌であり子宮の入り口に近いところに発生する。この子宮に入ってくる物質は神宮の表参道のごとき膣を通って来るしかない。ほかからは入りようがない。この膣は肛門と外尿道口の中央に鎮座している。肛門と尿道口からの排泄物はあまりと言うかほとんど迷入せずむしろ排除促進的になっている。そして正常の膣内はデーデルライン桿菌などが常住しており、弱酸性に保たれていて雑菌の棲息と繁殖を妨げるようになっている。

ところで様々な研究者が発癌物質について論説して、発表し、いつのまにか通説をはるかに超えて、実験室で起きた動物実験の結果を即、臨床の場にいささか強引に定説として定着させてしまった。したがって世界的に発癌に関する因果が全く混沌状態に陥った。真っ暗闇の状態が継続している。ニトロソアミンなどの発癌物質が正常な細胞に繰り返して接触し遺伝子を傷つけ発癌するというような妄説が定説化して久しい。

ところがどっこいである。ウイルスに関して純潔の実験動物も実験室も入手は不可能であった。だから発癌物質とされているものは全て正常細胞の細胞膜か核を傷害したか、はたまた動物の免疫力を傷害したかにとどまっていたと。そこで、もともと実験室か動物が保有していたウイルスたちが彼らの生業の作業を開始したのである。ウイルス汚染状態下の当たり前の結果であると結論する。

さてさて表参道であるところの膣、そして子宮にお参りにおみえになる方々が発癌物質をお賽銭代わりにその辺に献納してゆくと言うのか。

ニトロソアミンやその他の発癌物質と言われている物質が、ご亭主のあれの先っぽに付着するチャンス、繰り返して塗布されるチャンスは全くもって考えられぬ。だから子宮頸癌は発癌物質による発癌という解釈は全く不可能だ。

ところがへ理屈を言う学者様はごまんと居られる。「子宮頸癌と他の癌とは発症のメカニズムが違うのであります」と。しかしメカニズムの違いは今は分からないが今に分かるはずだと言う。

しかしながら、病理医は知っている。確固たる事実を知っている。全ての癌細胞の様相は統一された基準があることを。浸潤形態から遠隔転移まで他の癌と変わることがない。

こうして発癌物質は被告人の席から退場してもらい、代わって腫瘍系ウイルスの登場である。つまりはパピローマウイルスを正式に被告の座にすえなければならない。

全ての癌腫（carcinoma）と肉腫（sarcoma）は腫瘍系ウイルスの核攻撃により発症する。この攻撃をかわすには侵攻ルートを把握してそれぞれの防御策を構ずればよろしい。経口ルートの食品については加熱処理、経皮ルートは病原媒介昆虫（vetor）の防虫、殺虫。そして誰にとっても一番難しいのが生殖器ルートだろう。これに関してはユダヤ教の教えを少しく導入すべきなのかもしれない。すなわち、お相手の厳選。

第XI章

ビバ・アレルギー

viva allergy

1901年、オーストリアの病理学者カール・ランドシュタイナーは画期的な発見を人類にもたらした。血液型の発見である（ABO型、Rh型、MN型）。奇しくも、今は懐かしき昭和天皇の生誕の年でもある。この病理学者の発表は臨床外科系医の間で大問題になった。彼らは頻発する輸血事故に悩まされていた。

この血液型の発見は実に奥行きの深い意義を我々に提示したのである。

いろいろと異論はあるだろうが、まずはヒトの種としての確立の痕跡を明瞭にした。ヒトがヒトとしての限定した屹立《きつりつ》した独立の種として存続しうるには、どうしても血液型を保有しなければならなかった。

人類は数多《あまた》に存在したその亜種との混合混血を篩《ふるい》にかけられて、漸次、独立種となった。それが今あるモンゴロイド、コキソイド、ニグロである。これらが自在に混血が可能なヒトの種の原本である。

さて、血液型は輸血だけの視点で考えるならば正に無用の長物である。無いほうがはるかに便利である。であるから輸血操作を煩雑にするために存在しているのではないことは明らかである。

したがって血液型を保有してきたわけは複数個あるだろうが、まず第一に亜種との厳しい決別である。いわゆる類人猿などとの絶縁状である。そしてさらに血液型の存在理由はこれだけでよろしいのかと考えた。今現在の医学の進捗状況と閉塞状況をあわせて考える時に、これだけの医療事情の中で、癌に関する問題と自己免疫疾患については視力ゼロだ。ウイルスや細菌による感染症はまだまだ人類を悩ませ続けてはいる。いわゆる変異株や耐性菌の出現である。だがこれらは対象物が映像化されていてかなり的確に対策が講じられる程度になってきている。

ところがさっぱりなのが癌であり免疫系の疾患である。自己免疫疾患などは五里霧中であろう。

まず癌腫は生命体にとって異物であり、望ましくない物と考える。

そうすると亜種を排除するために備えられたA、B、O、ＡＢ型の四民平等形式の血液型の出番となるはずだ。

人類の長大な種の歴史において、結果的にわずかな異種や亜種の混合も許さなかった血液型のもう一つの存在理由が見えてきた。

癌腫は最も共存したくはない異物であるから、これを排除すべき使命を血液型は担っている と考えたい。

四民平等形式と表現したのにはわけがある。この四種の人々は平等である。生命力、体力、知力に差がない。あるのは雄性か雌性かの違いである。

結核菌がロベルト・コッホによって発見されて１４０年経過して、ここまで医学が速やかに進展してきた。ところが癌に関する治療手段は１４０年間微動だにせず停滞しているという、恐るべき事態が延々と継続している。多少は進んだと考えるのは錯覚である。日本だけで毎年30万人以上が癌により亡くなっている。減少傾向はみられない。

癌の根治手術、抗癌剤療法はいずれも古色蒼然である。患者たちはとんでもない根性を要求され疲弊している。

抗菌剤が見つかり、抗ウイルス剤が見つかり、今度は絶対に抗癌剤をメッケようとどなたも眦《まなじり》を決しているが、微生物に対するようには効かない。抗癌剤（分子標的薬、抗体製剤、ドセタキセル、ゲフィニチブ、イマチニブなど）は効かないどころか患者は苦痛に耐えられない。

血液型の話は最重要課題であるが、しばし閑話休題。

癌の予防と治療に関して、今現在はお話にならぬぐらい稚拙なのだ。抗癌剤、化学療法剤と称するものはその全てが毒物であり、毒物療法の域を出てはいない。肝機能を傷害して黄疸を生じ、腎機能をダメにして血尿をきたす。

予防などは正に百家争鳴《ひゃっかそうめい》で群盲象をナデナデしている。

ではどのような癌の治療の選択肢があるのか。

カール・ランドシュタイナーが121年前、血液型について発表した時に、彼は同時に癌の治療法の最高級手段の緒《いとぐち》を確実に我々に提示していたのである。

その緒の何たるかをへっぽこ臨床医が縷々《るる》蒼然たる顔色で述べてゆきたい。

今や医療関係者だけではなく広く社会一般に常識のアレルギーについてである。蕎麦屋でも聞かれるアレルギーだ。

アレルギーにはⅠ型、Ⅱ型、Ⅲ型、Ⅳ型、がある。

「Ⅰ型アレルギーについて」

これはごく一般的なアレルギーでアナフィラキシー反応のことだ。何らかの抗原が生体に作用してＩｇＥやＩｇＧ１が産生されて、肥満細胞がこれを迎えてFcレセプターを介して、再度この抗原にさらされる時、脱顆粒現象や化学媒介物質、ヒスタミン等が遊離する。これがI型アレルギーの基本的機序となっている。

その結果としてアナフィラキシーショック、喘息、花粉症、などが発症するわけだ。アトピー性湿疹も同様である。

ここで最近、耳寄りな話がある。決して聞き捨てにはできぬ話である。統計資料だが花粉症患者と癌による死亡統計である。

花粉症に罹患していた人々の癌での死亡率は、そうではない人たちの半数であったという（２０００~２００８年、群馬県、対象47~76歳、８７９６人）。手術を受けて生存した人々の数を考慮すると半数以上になってもおかしくはない。

そうなるとI型アレルギーによって感作されている人々は脱顆粒現象が生じて化学媒介物質等が彼らの体内に常時流通している状態と考えるべきだ。これが癌の罹患を抑制していると推定したい。

ということになると、これらの脱顆粒や化学媒介物質は何物なのかということになる。それは主に血管透過性を亢進し、ヒスタミンの1000倍以上の血管透過性を有するという。血管透過性の亢進は発癌を抑え、さらには癌腫の発育を阻止する方向に働いていると推定しうる。

毎年35万人以上の人々が癌で死亡している。花粉症の患者も増えている。国民の半数近くが罹っているそうだ。そうなると花粉症が消失したらの話、毎年100万人ぐらいの、いやいやもっと癌による死亡は増えることになる。

ところでI型アレルギーで生体内に発生しうるところの脱顆粒現象や化学媒介物質だが、ひょっとすると、これらは今はやりの分子標的薬や抗体製剤の目指すところの究極の理想像物質ではなかろうかと期待しうる。進行した食道癌、肝細胞癌、膵臓癌に盛んに使われているニボルマブ、ベムブロリズマブ、ラムシルマブ、アテゾリズマブ、ベバシズマブ、等々の副作用の強烈な化学療法薬に代わりうる物質ではないかと推理できよう。

したがって、自然体で花粉症の人々の体内に流通している脱顆粒物質や化学媒介物質は、癌に対して分子標的薬、抗体製剤よりもはるかにはるかに優しく有用であると考える。

花粉症の患者の血液を同型の癌患者に輸血するという制癌パターンが思いつく。各種臓器の機能を著しく傷害し生命力を大きく削ぐ化学療法剤などよりも、花粉症の人々の体内に流れる血液のほうがはるかに安全で確実な制癌効果が期待できる。

癌の拡大根治手術後や手術不能症例に対して、交差適合試験済みの花粉症患者血液を反復して輸血することによる制癌効果を鑑定すべきである。現在は全く考えられてはいない治療手段ではあるが、早急に試みてもよい新たな課題である。少し血液銀行の業務が多く煩雑になるが、副作用や安全性に問題がなくむしろ、患者の生命力の維持に有効である。

余命いくばくかと診定されている患者には早急にこの道（臨床適用）を大きく拓きたい。副作用の激しい既存の分子標的薬を用いるよりも、はるかに患者にとって優しさと思いやりをもたらすはずだ。転移巣が複数個あっても抑制効果が期待されるので、広範囲の癌術後患者に適用されうる。

花粉症患者の血液型情報等をＡＩで集計し、同様に癌患者の全国的な情報をこれに照合させる。広く献血を呼びかけるとなると血液銀行はおそらく１００倍も重要で多忙になるだろう。日本全国さらには地球規模で人々の血液パックは飛び交うことになろう。

何せモンゴロイドは0・5％のRh$^-$しかいないのだから1000人に5人しかいない。おまけにボランティア様頼みだから大変なことになるかもしれない。しかしながらコキソイドは15％だ。ニグロは7％。

いずれにしてもＡＩ社会の到来を迎えていることは、妙にタイミングが良いではないか。ＡＩがなければこの望まれる未来の巨大な血液流通機構は構築しえないだろう。

これから述べてゆくII型アレルギー、III型アレルギー、IV型アレルギーを用いての制癌構想も地球規模の血液流通機構を必要とする。

だから全世界の癌患者と自己免疫疾患の患者の個人情報がＡＩに登録されねばならない。日本国民の数人に一人がいずれは癌に罹る時代になってしまったのだから、誰もが保険に入るように自己の血液情報をＡＩに登録する時代がまもなく来る。その登録を済ませた人々がいざという時にスムーズに治療対策が講じられるということになれば、人々はスマホに自分の個人情報を入力するに違いない。

供血者（donor）が優先的に受血者（recipient）になりうるとする規約ができれば、この巨大なグローバルな血液流通機構は立派に成立する。

これから逐次述べるII型アレルギーやIII型アレルギーを適用する制癌対策では異型血がテーマとなる。さらに病理学的な情報も必要になる。そして癌の進行度合いだけではなしに、癌の臓器別と病理学的所見の違いが時々刻々と入力されねばならないだろう。つまり腺癌なのかまたは扁平上皮癌なのかなどである。

これは癌細胞が正常細胞より、より多くの抗原を排出していると想定されるからである。病理学的癌細胞の分別と臓器別の癌細胞の種類分けが、この後の記述に関するII型、III型、IV型アレルギーを適用する制癌操作においては、その効力を最大限に求めるならば必須条件になりうる。

「II型アレルギー（細胞溶解性）について」

このアレルギーを応用しての制癌作業は基本的に各種の進行癌の症例に適用されるべきであると判断する。

一度に大量の全血を投与する。１００~２００cc程度の量になるので、反応も強く対処の方策も重要である。しかし進行癌であることがこの際は有利に働き、他の臓器の受ける傷害は想定よりもかなり割り引いて考えてよい。つまり傷害要因のほとんどは癌組織に吸収され吸着されることが予想され得る（集中攻撃、またはピンポイント攻撃）。

この療法の実施に際して重要なことは肝機能、腎機能そして心臓の機能は可及的に正常に保ちたいのであるから、いわゆる抗癌剤の使用は事前も事後も絶対に禁忌である。投与されるべき全血の量は進行癌患者の癌組織の質量を概算して決定することになる。MRIによっていずれは測定可能であろう。

血液型A型の進行癌患者にB型の癌患者の全血を輸血する。両患者癌細胞から湧出する抗原がお互いに作用しあって得も言われぬ細胞溶解が発生し、癌組織は崩壊する。

当然反対にB型の患者にもA型の血液を用いる。これはまさしく同病相憐れむではなくて同病相援という典型的な形で今後定着することになろう。

これはお互いの広い範囲の転移病巣の芽を摘む重要な作業ともなりうる。

癌患者に正常者の異型血を用いるのも効果のほどはわずかに低くとも、有効と考える。より簡便ではある。

「Ⅲ型アレルギー（アルサス型）の適用について」

一般的に生体に抗原が作用して抗体が産生される。その抗体に抗原が吸着して抗原抗体反応が成立すると、ここに免疫複合体が生ずる。

この免疫複合体が血小板の活性化を生じ血小板は凝集する。腫瘍組織を養うところの血管に血栓が生じて腫瘍組織は壊死に陥る。

腫瘍組織の細胞群は正常細胞よりも血行豊富でしかも酸素消費量も多いと考えられ、したがって正常細胞よりもはるかに鋭敏に反応して、出血壊死に陥る。このことから癌細胞は典型的な標的細胞としての資格を持つと考えられる。

これらの作業を量と時間に工夫を加えつつ反復する時、かなり進行した癌病変も全て壊死に導くことができよう。

壊死組織の破壊と修復が同時進行で進み、臓器は正常の姿と機能を取り戻すことになる。以上がⅢ型アレルギーを用いた制癌作業の過程である。

腫瘍組織は正常組織細胞よりも抗原の放出量も多く、活性酸素の消費量も比較にならぬほど大きいと想定される。リンパ経路も多核白血球への免疫複合体の接着により補体の活性化が生じてリソソームの放出が続発してこの経路の停止、すなわちリンパ管転移の不可能状態に陥るのである（リンパ管転移の阻止）。

さらにまた、この作業を応用することで多くの自己免疫病の範疇に含まれていると考えられている疾患に対しても、かなりの症状の改善および治癒に導くことに有用であると推定できる。

Ⅲ型アレルギーはおそらくは早期〜中期の癌に用いられるべきと考える。その根拠は腫瘍組織の抗原の放出量に関連しているかもしれぬ。

少量の異型血患者の血清または血球を個別に交互に用いる。そして症状や所見により反復して作用させる。少量とはいえ50cc程度の分離、分画された検体を用いる。抗原抗体複合物（免疫複合体）がピンポイントで癌病巣に沈着して、その病巣の組織障害を惹起させるのが目的だ（適当量の生理食塩水に希釈して用いる）。

胃癌であれ肝細胞癌であれ、自己修復の過程も非常に大切であるから、肝機能、腎機能、心臓機能の温存は極めて重要である。だからこれらの症例についても抗癌剤の使用は作業の前後にかかわらず禁忌である。

各種の臨床検査もできるだけ簡潔にすませたい。そのうちにはステロイドの使用等の方策も一定の基準が作成されることになろう。

Ⅱ型にしろⅢ型にしろ想定しうるリスクがあるから対応策の準備が必要だ。そして患者への説明と同意が求められる。Ⅲ型アレルギーには異種血清（ウマ抗ジフテリア血清など）を用いるのではない。同種異型血の血清や血球、すなわちヒトの血液を用いることになる。できれば同病の異型血血清がベストだと考える。

Ⅱ型アレルギーを適用して進行癌患者に制癌効果を期待する際に、転移病巣さらには血中に浮遊する億単位の癌細胞を駆逐するには、追加処置としてⅢ型アレルギーを用いることになる。

残らず崩壊した大量の癌細胞は徐々に体外に排出され、組織は正常細胞に置き換わり修復される。

この修復過程は重要であるから患者は絶対安静を保たれねばならない。腎機能、肝機能、心臓機能を極力支えなければならない。一過性のカヘキシー（悪液質）状態も想定されるからだ。

この状況から患者を脱出させさえすれば、人々の無間地獄からの生還は成就する。

「Ⅳ型アレルギーについて」

Ⅱ型アレルギーやⅢ型アレルギーを適用した場合には、自動的にⅣ型アレルギーが発動されると考えられる。だからⅡ型、Ⅲ型が展開するにつれてⅣ型アレルギーが同時多発的に連動し、Tリンパ球が分裂増殖後分化してリンフォカイン（lymphokine）産生型の感作リンパ球となったものが免疫応答を開始する。

感作リンパ球が抗原の再刺激を受ける時、リンフォカインを産生放出する。これらの各種リンフォカインが異物処理を進め、同時に腫瘍細胞の増殖をも抑制する。

Ⅱ型アレルギーやⅢ型アレルギーの扉が開けばあとは自動的（オートマチック）にⅣ型アレルギーのドアが開くという構図に気が付く。

さてさて、癌の治療について未知数のある等式であると考えるならば、この方程式（equation）は完全に回答された。

どんなに進行し転移のある癌であろうとも、生命力がいまだ温存されている限り、その患者はセーフである。

未知数のある癌の根源すなわちこの方程式の「解」そして「根」は判然とした。

第XII章

湿度が40%以下に下がると（肺癌の予防措置）

湿度が40％以下になると、ダニの繁殖は不可能になる。カビの増殖も止まるはずだ。だから加湿器を使用することは過失であると繰り返して言っている。だが多くの人々は湿度が高いほうが体に良いと信じている。乾燥はいろいろと体に良くないと決め付けている。皮膚がカサカサになり、女性は美容にも良くはないと思っている。だがしかし湿気は諸悪の根源であると断定したい。皮膚は口から飲んだもので皮脂腺を通して潤えばよい。外気が、つまり周辺の空間が湿っていることは極めて不潔なのである。いくらタバコを止めたって肺癌は減ることはない。だからタバコを吸わない集団にも増えている。諸悪の根源から完全に離れたところに体を置かなければ、癌に好かれてしまうということだ。

細菌の培養には水分の存在が必須である。したがって地球上の湿地帯には古来より目眩《くら》むばかりの疾病がウヨウヨである。砂漠地帯は基本的には清潔地帯なのだ。日本は水が豊かだから渇けば飲めばよい。飲んだ水は自律神経を活発に作動させ、機敏な日常生活が可能となる。自律神経はその多くの調律の部分は水支配であるから、渇き気味の人々は自律神経失調傾向となる。いわゆるペットボトル症候群と言いたい。不眠症になったり肩がこり集中力を欠く。妙に東京の水道水を侮辱する。したがって軽度の慢性的な脱水症になって自律神経は当然その調律を狂わすのだ。

さて最近の住宅事情からして、ほとんどの人々は結露する家に、すまして、満足して住んでいる。毎日風呂に入って清潔な日常をすごしていると思っている。ところが微生物学的に考えたり、微小生物学的に最近の住居のことを考えるならば、全く別の所見が診定されるわけだ。リラックスして疲れを回復させるべき、主たる住居、空間が、極めて不潔で恐るべき数の微小生物群とのせめぎあいのなかの、ストレスに満ちた恐るべき「自宅」なのだ。

したがって、居室、寝室は「除湿」されているべきだ。最近の小学生たちはクラスの半数ぐらいのものが喘息やアトピーと仲良くやっている。疲れて帰宅するヨレヨレのお父さんたちは訳のわからぬ肺炎になったり、肺癌になったりで、とにかく悲惨な状況が進行している。

小学生の林間学校は一大事だ。先生方はアトピーの薬、喘息の薬、車の酔い止めの薬などを持たされて、大げさではなく寿命を大幅に縮めている。

微生物の中でも最近はウイルスとの闘いが主たるものになってきた。ウイルスよりも

100倍大きい病原細菌と人類の争闘は、狡猾なる耐性菌の出来《しゅったい》などでいまだに決着はついてはいないが、巨大なる先人たちの頭脳と驚異的な努力の積み重ねによって、我われの側にやや有利に展開している。

しかし悪しき遺伝子の伝導者たるウイルスは、DNAウイルス、RNAウイルスと多彩である。この二種類のウイルスの運搬者、増幅生物（ベクター）がダニや蚊の類《たぐい》であると主張しているのだ。これらの生物はウイルスの取り込みによって死なずにかえって活性化しているようだ。このところは哺乳動物がウイルスに罹患して発病するのと大いに異なる。したがって呼吸器、消化器、皮膚、生殖器などから堂々と次々に侵入してくるこれらのウイルス群を拒絶さえできれば、この地上はとりあえずは楽園となる。戦傷者よりもウイルスによる病死者のほうが比べることができぬぐらいに多いのだから。

ここが楽園ぽくなれば人類は他の生命体に対してとてつもなく増長し増上慢するに違いない。だから当分のあいだは増長防止役としてウイルスには跋扈《ばっこ》していてもらいましょうか。だがしかし、大切であり分かりきったことは少しく強調して教示しておかねばならない。この話題のウイルスであるが立派に弱点をお持ちになっている。

（1）アルコールに弱い。　ほとんど全ての野菜以外の生ものはウイルスを含有しているから、これを食する時には強いアルコールがお勧め。

（2）加熱（100℃以上）に弱い。　長大な歴史を持つ中華料理［皇帝料理］をよくよく見ましょう。食べましょう。これらは究極の抗ウイルス料理であることに気付くことでしょう。

（3）紫外線に弱い。　寝室に設定していく、普段は消灯する。

（4）酸に弱い。　抗ウイルス装置として胃酸分泌をとらえ、胃を、胃の粘膜を大切に扱う。つまり良くよくよく噛んで食事をする。

これらをウイルスの「4弱」と主張しているところである。

とにかく癌を予防するためには悪しき遺伝子の人体への伝導ならびに侵入を阻止せねばならぬ。これを制御さえすれば、ほとんどの発癌は見事に中断される。

第XIII章

文明とIQ

(intelligence quotient)

今世紀いっぱいで我々人類という種はその成立条件の最終段階に入った観がある。わが国で、さらには世界各国で起きている事象は明らかにそのことを示唆している。人類の所有する貧しきＩＱが問題になってきているのだ。

生物の勝手な跋扈を許さないために制動をかけつづけてきた、そしてさらには免疫系統に磨きをかけつづけてくれた病原たる細菌やウイルスに対し人類の文明（医学）がどうにかこうにか克服しようとしている。人類にとって喜ばしい反面、ブレーキの壊れたスポーツカーのようになりはしないか。まだ一部ではあろうが途轍もなく傲慢になり始めてきた。他の生物はもちろん、お互い人間同士であろうとも多少の意見の違い、宗教の違いをことさらに言い立てて共存を拒否する。

ＡＩ（人工知能）には情動、情念は求められない。惻隠の情は未来永劫、発情させえない。激情に駆られるということもなく、常に冷静でその情意は平坦で鏡面のごとしである。ところがＡＩを操作するのは、貧弱なＩＱを所有してしかも情念の凝塊であるところのホモサピエンスである。そこに重大な齟齬が生じないわけがない。愚か者ほどよく争う。お互いの状況を理解できず、解決策を探ろうとはしない。互いに見合ったまま疑心暗鬼となり、殺し合いをおっぱじめる。

　これを避けるためにはIQの絶対値をドーンと上げねばならない。皆が釈尊なみに上がればよろしい。ところがそれは絶望的に不可能である。文明（戦略兵器、AI、医学）がただひとり進展してゆき、人類のIQが寂しく取り残される時にどういう事態が起こるかを考えると、当然のごとくホモサピエンスのこの惑星での終焉が思いつく。

　人類は絶滅を危惧しなければならぬ。文明が進み核兵器だ、AIだとお祭り騒ぎではしゃいでいる場合ではない。薄っぺらなIQのために事態が全く見えてはいない。文明がIQのはるかに低いところを流れているうちは、戦はあれどそれこそ蝸牛角上の争いのようなもので、ほほえましくもあったぐらいだ。むしろ病原微生物によるパンデミック（世界的流行）のほうが恐ろしく死者も桁違いに多かった。実際には現在でもマラリアだけで年間200万人以上が亡くなっている。

　文明とIQは過去長い間のんびりと仲良く大河の表層を漂っていた。ところが21世紀に入ったとたん様相は一変してきたのだ。核関連兵器、そしてAIの開発が急速になってきた。これは囲碁の分野ではっきりと勝率に現れてきた。趙治勲名人がAIに負けることが多くなってしまった。

文明はＩＱを超え始めようとしているのだが、喜んではならない。貧弱なＩＱでは人類の未来を予見できはしない。必ずや文明は人類の自爆装置を内蔵している。

だから自ら持つＩＱを嘆いているよりも、これを増幅することを考えねばならない。何故に現今の人類のＩＱが孔子様、釈尊、キリストのはるかに、はるかにはるかに低い値なのか。

人間としてこの世に現れし神だからおそらくＩＱが高かっただろうと想定するのではなくて、残されし仏教経典と聖書を見れば歴然なのだ。

ＩＱが伸びぬ理由が分かれば伸張策が判明する。このことに関してはＡＩは決して回答を出さない。出せないのだ。何故ならＡＩは人工知能だからその枠内で裁定する。

そこで世田谷のへっぽこ臨床医の得意とするところの後視的（retrospective）な診定の出番の時期となる。

おおよそ７０００万年前に恐竜の遺伝子から細菌やウイルスが脱出を敢行し、見事成功した（仮説）。成功条件は太陽系の周回の妙にあったと考えられるが、同時に各種の生物が脱殻を完了し全く新たな生物となった。その最たるものは人類であろう。ここにはダーウィンの進化論は入り込む余地はない。鶏卵《たまご》が先か鶏が先かに答えられぬ理論は机上の論に過ぎないから無視すべきである。宇宙の時を得た、前駆生命体からの脱殻こそが真理なのだ。

中生代のジュラ紀から白亜紀にかけて地上は激変と激動を繰り返した。この時から微生物と人類の相克は始まった。相克だけではなく提携らしき関係も成立した。病原微生物ではないものとは共存したのである。それが人々の保有せる常在細菌100兆だ。重要な提携先である。ウイルスの大きさは細菌の100分の1であるから単純に計算すると、常在ウイルスはおおよそ1京《けい》と考えてよい。

これら常在細菌と常在ウイルスが存在して人類は存在してきた。常在細菌は全身の粘膜面に、そして常在ウイルスは主に血管の壁、神経根や各種臓器の腺管に苔むすように繁殖して、外と内にうまく住み分けている。ウイルスは基本的にその生存と繁殖のために他の生命体の体液を必要とする。病原細菌と病原ウイルスによってホモサピエンスは生存と増殖を制限され、さらには保有していた原初の免疫に否応《いやおう》もなしに磨きをかけられてきた。

そこでウイルスの使命として、また重大なる生業として何かを見落としてはいないかである。妊婦がウイルス性疾患に罹患すると胎児に奇形をもたらす。他にも人格障害の発症原因になるとする説も根強い。

ここまでくると判然としてきただろう。ウイルスの使命のもう一つは人類の保有するＩＱの制動と制御であろう。釈尊もキリストも究極の抗ウイルス、または無ウイルスの至上の生命体であったからＩＱは空前の値を所有できたのだ。

いろいろと異論はあろうが、ギネスブックで認定されている世界で最も高いＩＱを持っているのは米国の、マリリン・ボス・サバントだ。この女性のＩＱは２２８。20世紀初頭に考案され始めた知能指数は、もともとは兵士の適正配置に関する客観的資料として用いられた。

釈尊もキリストも即ち神である。したがって人間の物差しで計ってはいけないのかもしれぬが、仮に推定するならばマリリンの１００倍もあれば良かろうと思う。なにせ神とはいえど、太陽系の中の地球のしかもホモサピエンス中心の神だ。果てもなき全宇宙の神ではない。だがしかし何故にこれほどの高いＩＱを想定しなければならないのか。そしてそれが医学的に合理なのか。これはたぶん民族的な背景があって初めて合理になり得たのだ。釈尊はインドのシャカ族の王子として厳しく両親から食事規定（コーシェル）と社会規範で育てられた。それは今につづく精進料理と仏典で判然とする。家系的に厳しい食事規定などの末に誕生したのが釈尊だ。すなわち無ウイルス料理のための日常生活が宗教上の理由で相当の長い世代にわたって続けられていた。こうして誕生した奇跡の至宝なのだ。

キリストはユダヤ民族である。キリストが生きた時代はことさらに優生学的教え（民族的血の浄化と選民思想）が厳しかった。割礼師がいて、優良液採集師、人工授精師が活躍して民俗的な優生学的行政指導が徹底していたと考えられる。さらに、あらゆる生命体の血液を忌避するという教えが長い長い世代にわたって受け継がれていた。この宗教上の慣行の奇跡の結晶がキリストである。聖母マリアの処女懐胎は当時はごく普通の事象であると考えてよい。行政が指導というよりも強制していたのだろう。代々にわたってこうしてウイルス学的に清められた結果、ＩＱは制御を受けることなく伸びて、ついに聖母マリアは途轍もないＩＱを持った、つまりウイルス汚染度の極端に低い清らかな神の児を出産したのである。当然の余波（副次的成果）としてユダヤの人々のＩＱの高さが推定されよう。

ウイルス汚染度とＩＱの相関関係に触れている文献や研究者は今のところ見当たらない。７０００万年前の中生代末期の白亜紀からの寄生生命体としてのウイルスがどの程度人類のＩＱに影響を及ぼしたかは、世界史を一瞥すれば理解できてしまう。何故なら人類の有史というのはたった1万年さえも遡れないのだ。これほどに文明とＩＱは共にゆったりと漂ってきたのだ。とにかく６９９９万年間共に漂った両者がここ最近50年の間に妙に乖離《かいり》を始めている。文明サイドが前進速度を上げ始めたのだ。ＩＱのほうは相変わらずであるから徐々にその差は広がり始めている。ＩＱはむしろ低下傾向にありはしないかと心配だ。釈尊の教導を伝え、キリストの救済を支えつづけてきた人々の姿勢（ＩＱ）が悪くなって来ているようだ。

ミシガン大学のNisbett教授は、ＩＱの平均が１９４７年から２００２年の間の55年間に18上昇しているという。これをFlynn effect（フリン効果）と呼ぶらしい。おおよそ30年間に10上昇している。事実とすればこのことの意味を考えねばならない。上昇している限り興味があり、今後の人類にとっては重要事項の一つである。この自然増とも思われる現象は、人類のウイルスに対する免疫療法などの獲得が影響しているはずである。

1892年、Iwanowski はタバコモザイク病が細菌濾過器を通過する因子によって感染することを発見した。

1901年に至って Reed らはヒトの黄熱の病原体が濾過性であって、ヒトやサルに感染発病し得ることを発表した。これが人類のウイルス発見の最初である（細菌濾過器は変遷と工夫がなされ現在では径の揃った孔を持つセルロース誘導体からできた膜、メンブラン・フィルターがおもに用いられ、この方法では多くのウイルスは除去されない）。

ウイルスの存在を認知する以前から免疫療法は始まってはいたが、1930年ごろには組織培養が確立して、さらに電子顕微鏡が開発され、1940年代ともなると人類はウイルスとの血みどろの戦いを開始した。ラテン語でウイルスとは毒を意味するので、毒を制する闘いが始まったのだ。毒をもって毒を制するというが果たしてどうなることか。

こうした経緯を凝視すれば、しなくとも見えてくる。人類の生命と知能に6999万年の長あいだ制動をかけつづけてきたウイルスは我々の眼前に忽然とその姿かたちを現した。そして Flynn effect が生じたのであると解釈するならば、この毒を制すれば制するほどに人類のIQは伸びることになる。

そしてさらに大切なことは、先に述べたかつての偉大なる神（釈尊、キリスト）の誕生秘話に近接すべきである。30年で10の進展ではＡＩの伸張速度には追いつくまい。

我々のウイルス汚染度を累世して強力に下げるべきだ。そのためにはコーシェルを徹底し、そしてあらゆる生命体（必ずやウイルス感染を受けている）の血液、体液を忌避すべきなのだ。そしてさらにはウイルスの弱点を周知しよう。さらにはＩＱは楽にそれについていくことが可能となる。そうすればいくらＡＩが先に行こうとしようとも、この星と宇宙の内側で、倫理観に満ちた貴重な屈指の生命体として存続する。結果として人類は絶滅をまぬがれ、もう一つの人類の究極の選択肢を詩をもって提示しておこう。

さて、

刺徹

黄金の色した
巨大な船が宇宙を往く
蜜月の旅路は遠く

新しき遺伝子の華
建立《こんりゅう》の密命を担い
雌雄の番《つがい》は恋路の七対
無重力の交接は恋の思いが倍加する
雌の腹は祓《はら》めやも
雄の脳は超人し
この豪華な客船は
銀河の果てを超えてゆく
超電導の領域目指し
収縮した時間を貫通して
人の種七つがい
浄土の領域へと巡航する
雄の脳細胞は調律を終え
思考の中枢は究極の

精細胞の増殖を指令した
雌の清浄の卵細胞は
無重力と超電導にひたり
真円を描き静止を決める
数億倍の歓喜を呼んで
短縮した時を狂い漂い
短くて悠久
革命的繁殖の舞を行う
円筒形三百対の宇宙光を浴びて
黄金色の船は巡航する
密閉の時空にしばし
白き尻が空を泳ぎ
黒き乳房が壁を打ちつ
七個の閨《ねや》が震動する

雄性のかぎり精嚢の濃蜜
無重力と超電導の時空を射るや
真円の玉卵を閃光が刺徹
人の上に何をか創る
全《まった》き上に何をか祭る
思考の豪華と絢爛
七色の虹が銀河を渡り
新らしの貴種が今ここに
宇宙の船の中萌え出ずる

釈尊がおおよそ２０００年前に透視した西方浄土への旅立ちが主題である。太陽系がラグビー・ボールのような楕円軌道を描きつつ、西方浄土（ブラックホール）を周回する。1周回が4億３２００万年を要すると計算される。これを絶えず西方に望みながら周回する。このために釈尊は人々に西方浄土と説いたのである。全てを呑飲するかわりに、太陽の数億倍のパワーを持ち、あらゆる霊魂の供給源であり故里《ふるさと》でもある。はるか先を行く文明、その文明を用いＩＱの根源である遺伝子を改変し、釈尊やキリストなみの指導者の再来を策し、人類は西方浄土へと選民を送り込む（絶滅回避プログラム）。

注釈

「思考」は人類のする思考ではない。数十億年先までを洞察できる力のこと。

参考文献　『脱殻の詩　西方浄土考』（51～52ページ）小華陀錬河　著

太陽系の軌道想定図

1周回　4億3200万年

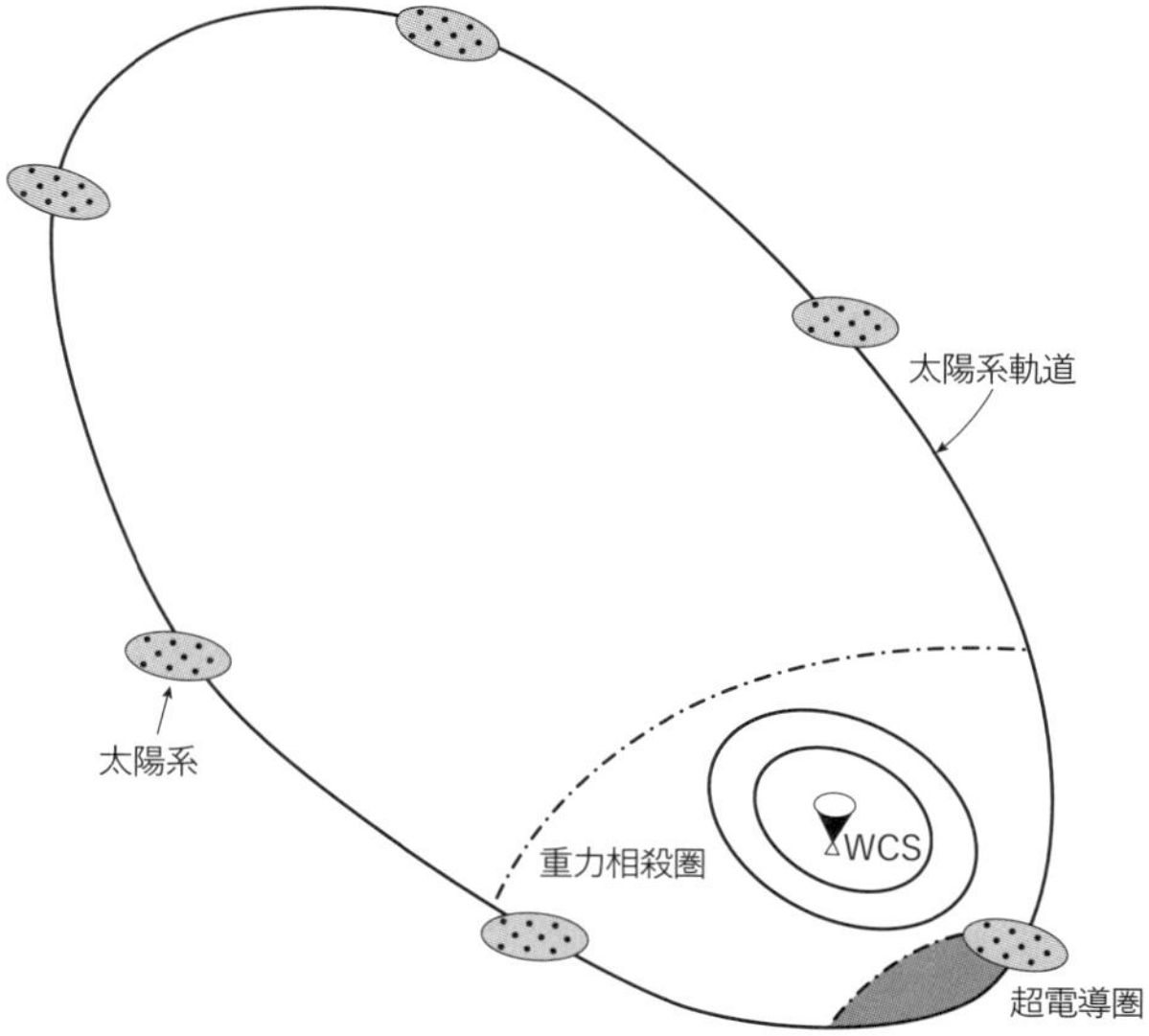

WCS（West Clean Space　西方浄土）

第XIV章

病は血から（病血）

「病は気から」という定説がある。病気だから気なのだ。いにしえ、どなたかが制定しちゃったのである。独断で決めたに違いない。始皇帝も則天武后も勝手に造語したらしい。独裁者だから簡単にできたのだろう。福沢諭吉も英語の翻訳でかなりの造語をしている。時代の変わり目ではそれなりの造語は、成り行きの一つなのだ。昭和から平成、さらにまた何物かに代わろうとしている。これは大きな大きな時代の変わり目と捉えねばならない。と勝手に鈍才であるところの臨床医は考える。今のこのあたりは医学の面で考えるに、有史以来の変革期を迎えつつある。そんな時にこのまま泰然と「病気」でよろしいのかと。この時に造語しなければ好機を逃す。絶好機である。いわゆる疾患はその病態からして二つに分けようと考える。

「病気」と「病血」である。

こうすることで疾患の本態がおのずからはるかに分かりやすくなる。「病気」の気は気分の気、空気の気だと考えられやすい。なんとなく運命的出会いによって疾患に罹るというように脳に入力される。そのために一般に疾患を予防するという志向が弱まるだろう。ヨーロッパでも長い間ヒポクラテスのミアズマ説が信じられた。この説にしても空気の気が汚れることを疾患の原因とした。微生物の存在確認はオランダのレーベンフック（1632〜1723年）の顕微鏡の創作まで待たねばならなかった。米国は未開の原野だったから除いて、東西は同一見解で疾患を捉えようとしていた。長い長い暗視野の時代が終わり暗幕は取り除かれた。したがって「血流中」に侵入する微生物による罹患、という疾患の捉え方を一般化しなければダメだ。血流中に侵入する微生物をなんとしても拒絶しなければならない。微生物あっての地球であり、人類あっての地球などでは決してない。だからともに生きてゆくより方法はなし。であるから人々に「病は血」からなのだと強く認識してもらわないことには、現状のままでさっぱり予防効果が上がらず、かえって各種の癌のように増えている。

結論的に言うと夜郎自大だ、コノヤローと言われようとも、疾病予防の重大局面である今、疾患を二つに分け、精神疾患に類するものは「病気」とし他のものは原因不明のものを全て含めて「病血」とすべきだと言いたい。病血《びょうち》としたとたんに10歳児から後期高齢者まで血に対する認識を改めるだろう。そうなるとそれこそ「病血」は音を立てるぐらい激しく減ることになる。

問題になるのは罹患率と死亡率である。「気」よりも「血」のほうがはるかに高い。死亡率となると100倍以上は高いはずだ。したがって人々には病血に十分関心を持ってもらい、予防の基本を体得してもらわねばならない。

看護師は職業柄きびしく標準的予防措置（スタンダードプリコーションズ）を教え込まれている。これは患者を看護するに際しての感染予防措置である。これは簡単に言えば患者から出るもの、採取されるもの全てを感染源として取り扱えということである。

ここからいよいよこの稿の本題に入らねばならない。

看護師は患者の血を貴重品であり同時に危険物として徹底教育されている。患者ではない健康を誇る人々も、日常における標準的予防措置を知っているのと知らないのとでは、大げさではなく危険の度合いが天と地である。しかし患者は病院にいて接点がないと考えることだろう。そうではなくて様々な患者よりも数倍も感染の可能性を秘めたものと日々接点を持っている。この接点を持たぬ人はいるわけがない。ところがどっこい90歳を超えて四肢健全で五感温存せる天才的人々は、日常における標準的予防措置からごく自然体で逸脱しない。

「病は血から」の血液は、自身の血ではない。健康人にとって自身の血は最高に尊いものである。しかも清潔である。この血を汚さぬことが重要課題だ。汚き血を外から侵入させてはならない。見た目どんなにきれいでも、他の生物の血は汚染物体として考えなければならない。さらには他の生物の分泌物も同様に考える。人間以外の生物が、人間以上に清潔だと考えるのはダメだめだめ。マラリアは依然として毎年２００万人以上の死亡者数で罹患者数となると数億となっている。

これらの媒介生物（ベクター）に血を吸われることに気をつけるべきだと言っているのではない。血を吸われた生物を何でも食べちゃうところの人間様は食物環の頂点にいるなどとおだてられているうちに、最終的には微生物の棲家と成り果てて命を奪われることになっている。この事実を素直にまずは認めてもらいたいと思う。

言っている意味が分かりにくいかもしれない。言い換えると、全ての食物は汚染物体であると断定する。そんなことあるわけがなかろうと思う人々は、無知にして完全なるお人よしと呼ばねばならない。汚染物体をまな板の上で調理する。この時にまな板は汚染物質になる。俎板という漢字が状況証拠の役割を果たしている。人々が狙われている。いにしえから分かっている方は分かっていたのである。衛生観念などというトロイ観念ではなしに、全ての食材は完全に汚染物体だとする絶対観念が必要である。

微生物は大まかに分けて3通り。細菌、リケッチャ、ウイルスだが細菌はミクロの生物で、水気があり高温でなければどこでも分布している。最小の微生物ウイルスはナノの大きさで他の生命体の体液（適温、栄養十分）の中に住みそこに安住したりしなかったり、さらに充実した船を求めて旅をつづける。最終的に求められる豪華客船は中年以降の人間様だ。

何故に中年以降かというと、警備（免疫）が手薄になってきており潜入が容易だからだ。だからウイルスは漁人（すなどりびと）と表現したくなるわけだ。彼らの乗ってくるおんぼろ船には生意気にも、そのメインマストに鮮やかなる旗を掲げているのである。この旗の色を是非とも覚えておいてほしい。源平の頃から決まっていた。白い旗と赤い旗。白はミルクの白、赤は血の色だ。

この紅白の旗を焼却してしまえば漁人たちは何人たりとも漁をつづけることはできない。豪華客船（人々）までは辿り着くことはできないのである。つまり食材を全て加熱処理しましょうと言っている。このことこそが、この簡便なことが賢く生きてゆく人々にとっての究極の標準的予防措置なのだ。

植物ウイルスは原則として動物には馴染まない。だから寄生虫卵さえ洗えばよい。ビタミン類の心配はしなくともよい。実にうまく仕組まれているものだ。落とし穴は分厚いステーキである。7ミリメートル以上厚いものはよくよく焼いてもダメ。中の血は真っ赤で標準的予防措置からは完全に逸脱している。人々には、「体が10個あっても足りないよ、全部大腸癌になるからね」と言っている。

ウイルスが何故怖いかは何度でも言うがDNA、RNAという核ミサイルを持っているからだ。遺伝子を弱った細胞に集中攻撃で打ち込まれつづけていずれは癌になる。絶滅恐竜たちの精子から脱出独立したウイルスは狂的増殖の遺伝子を人々に伝播する（鈍才、臨床医の仮説）。

人々の免疫防衛軍の戦力には浮き沈みがあり、中年以降の戦力の衰えは必然である。「病血」に対しては、特に予防には孫子の兵法を読めと言いたい。かなりの効能であろうと考える。「戦わずして勝つ」なぞは最高の治療法と言わねばならない。ところで孫子は正確なる「情報」を最高位のものとしたが、当然、である。

さて一方で、全ての「病血」は治療法よりも標準的予防措置の実践が欠かせない。まじめな実践者は当然「病血」知らずとなるから、癌での死亡者数も激減する。癌センターの経営が難しくなり、ベッドの削減に追い込まれるというのがこの稿の目指すところである。苦笑され嘲笑されようとも、鈍才の臨床医はごく平然と反論することができる。明治政府の創成期、猖獗を極めた脚気のために、脚気専門病院があったことをご存じかと。驚くほどの死亡者で、よくロシアと戦えたなと、しかも勝ったのだから全世界は驚倒した。

第XV章

縮女

いくら聴力が温存されていたって聞く耳を持たなければどうにもならない。

ところがどうにもならないのはこっちのほうで、言ってあげられるのは他にはいない、今教えなければ機会は失われてしまう、そんな具合に習慣的に決めている。だが日本人はただの話には価値を認めたくはない。認めたくはないと同時に耳にとって聴きづらい話はどうでもよろしい。10年前に会っていれば（診察できてさえいれば）完璧にこんなことにはなっていない。そのような人々にさんざん面談してきた。この空白の時間はその人々の想像もできない生き地獄への道行きなのだ。無標識ならまだしも、ひどいのは多くの場合、そのもっともらしい標識が閻魔大王の仕掛けた巧妙な罠である。これがこの世の常識としてまかり通っている。嚙みくだいて言うと「生ものは体に良い」というフレーズだ。ほとんどの人々を守護するところの釈迦はこれを禁ずる。がしかし多くの人々はこのことに聞く耳を持たない。これこそが、閻魔の仕掛けた罠なのである。いかにも閻魔のやりそうなやり口ではないか。

このフレーズが正解なのは現代の医療の現場にしかない。すなわち適合した輸血と臓器移植のみである。自らニコニコ顔で仕掛けられた罠に接近する者があとを絶たない。

この状態を漫然と見過ごすわけにはいかぬというのがへっぽこ臨床医のさがである。我々人類は無数の生命体に巣食われている。体《てい》のいい共同住宅なのだ。単独住宅の人間は地上に存在しない。しかしながらあくまでも人々はこの共同住宅の所有権者であらねばならない。

他の誰であろうともこの住宅の所有権を主張させてはならない。うっかりしていると所有権を狙ってニコニコ顔でくる訪問者が無数にいるのだ。巧妙な手口を使うから油断していると、とんでもない目に遭うわけだ。気が付いたら所有権を丸ごと詐取されて追い出されてしまうなんてことが多々ある。多々あるなんてものじゃない。この国じゃあそんな体験をする方々が年間35万人以上はいる。手口は簡単で権利証の偽造である。医学的に換言するならDNA、RNAの遺伝子のすりかえである。この目的でくる訪問者を迎え入れてはならない。

この訪問者のほとんどは（生もの号）という豪華船を予約してくるから分かりやすい。他の稿でこれらの船の旗印について述べたが大切なことなので繰り返すが、赤い旗か真白き旗である。そこで強調しなければならないのは「釈尊は偉大なるかな」なのである。

おおよそ1ダースはある魔王の甘言を暴いてゆくことにしましょう。あまりにも低次元のものは端折って重要事項を最優先としましょう。

さてさてこの国の女性は年配ともなると、とても住みづらいということに気が付く。「階段の昇り降りは体に良い」「お行儀よく正座しましょうね」という具合にごく丁寧に育てられているわけだ。

階段は狭いし急である。ほとんどの家屋はすれ違えないほどに狭い。55歳を過ぎたらできるだけ早く1階の住人になりなさいと人々に言っている。

90歳を超えた人を往診したことがある。階段も狭くて急であった。ちゃっかり2階の風とおしの良い8畳間に立派な大きなベッドを設《しつら》えてお殿様並みのご様子だ。直ちに診定した。「1階の住人になりなさい。いざという時にこれは都合が悪いよ」と。

川崎の病院で当直をしていた時、救急隊から要請があった。運べないから来てほしいというので行ってみると、アパートの2階に若い男がごく薄い布団に寝ていた。パジャマの上から刺されて大腸がパックリで創口から小腸がほとんど脱出していた。

救急隊員はその狭い階段にストレッチャーが入らないという。そこでその薄い布団に患者を乗せてそのまま引きずりおろすように指示した。屈強な隊員二人がかりでどうにか1階に降ろして救急車に乗せて病院に搬送した。夜ぴいて腰椎麻酔でＯＰＥをした。どうも臨月の嫁さんに刺されたという。浮気が原因らしかった。男は助かったから殺人罪にはならずにすんだ。ということで何かと2階は対応が困難になることもある。

ほとんどの人々は50歳あたりから重力との見えない戦いになる。例外はないがスキーヤーと水泳選手は少し割り引けるかもしれない。スキーヤーは登りはリフトだ。あとは下るだけ。水泳は水が重力を緩和している。だから海に巨大なジンベイザメが悠然と生きていられるのだ。スキーヤーも水泳選手も循環器、心臓の負担が少ない。したがって他の陸上でのプレイヤーよりもはるか長命でも不思議ではなかろう。はっきりと言ってしまえば、心臓という臓器は見事に使いべりする。４０００ccもの濃厚な液体を1秒の休みなく、汲み上げたり駆出したりしているのだから、この筋肉の凝塊は同情すべき臓器なのだ。

50歳あたりからは専守防衛に意識転換したほうがよろしい。攻撃は最大のピンチを招く。この年頃の女性たちにはさらなる防衛意識を持ってもらわなければならない。更年期とは別の障害が忍び寄る。夏にはシミができるからと日傘を差しおまけに長袖でお出かけになる。ここに抜群のいわゆる、モヤシ効果が表れる。ビタミンD欠乏症の患者が大量生産され始める。

階段の昇りはともかく降りとなると、日々の積み重ねでこの惑星の重力は、彼女たちの5つの腰椎に対し牙をむき膝関節には歯型をのこす。

人間は体幹を中心に生活をしている。立位の生活時間がとても長い。65歳あたりから頸椎、胸椎、腰椎、合計2ダースの椎骨は変形が加速する。

腰椎、胸椎が変形した人が階段を降りる。かなりの重量が椎骨を打つ。1日に10回打つと1か月で300回打つ。1年では3600回打つ。5年では18000回打つ。70歳を目前にしてかなり厳しいことになる。厳しいのは柳のようだった腰だけではない。歯型の残った膝関節にも現れて歩行困難傾向となる。このころになると正座はもはやできるものではない。原因を無視して治療に赴くもそのうちには通院困難となる。

椎骨の存在するのは体の中心部の深いところだから、打たれつづけて出血しても外からは観察することができない。高年の人々の、椎骨同士が上下でブリッジ状に接合している所見は、繰り返す出血巣が化骨して支えあうことの当然の生体反応だろう。体が硬くなってしまうのはこれでは当然だ。この所見の程度は人それぞれである。水泳の選手、スキーの上級者以外の、スポーツで体を鍛えた者の全て、肉体労働就業者、そして2階以上で寝起きしている人々に必見の所見だ。趣味や職業のために、こうなるのはやむを得ない。当然失うものはある。

このような現象はまだ良いほうだ。圧迫骨折というのは痛みは強いしドミノ倒しに次々と連鎖反応が起きてくる。

2階に寝室があって日に幾度も昇り降りする人々は、脊柱管狭窄症になることが多い。整形外科を訪れたって治るものではない。OPEになるまで悪化させたくはない。2階に昇ることをやめれば当然、進行速度は激減する。昇り降りできなくなったらやめるというのがほとんどの人のまずいパターンだ。やめろという言葉を聞きたくはない。やめろという医師のところへは二度と行きたくはない。飲み薬と貼り薬で治しなさいよと迫る。したがって流行る医師はこれを禁句とせざるを得ない。日本は建ぺい率が悪いから階段は多くしかも急勾配である。

正座をする習慣を大切にする女性は中年以降は悲惨なことになる。座位から立ち上がる動作は、40kg程度の重量を持ち上げる負担を5個の腰椎に与える。次いで50kgほどの重量を持ち上げる負担を膝関節に与える。こうしてほとんどの淑女たちの後半生は「縮女」になっちゃうのだ。胸椎が2～3個つぶれて、階段を昇り降りするうちに腰椎が辷《すべ》り症になって、膝関節が変形すりゃあ、どんな美形でも縮女になってしまう。さらによろしくないことに、30kg程度の見事なる臀部を足関節の上に乗せてこれを漬物のように抑え込む。やがては丈夫にできていた足関節に水がたまり始める。水を抜いてもらってまた尻を乗せる。ついに類《たぐ》いまれな絶世の美形も歩行困難の縮女となる。非常に残念なことであるから正座という悪座は若いうちからやめにしよう。新築の設計段階から和室は排除すべきだ。あれば使わざるをえまい。

筋肉増強を図る全ての作業は最悪である。骨に傷を与えて不可逆となる。前に述べたように、55年以上1秒も休まない、休めない心臓という筋肉の塊に負荷をかけてはまずい。酷使してはならない何かと同情されるべき臓器なのだ。

第XVI章

ウイルス培養国家

企業には内部監査と外部監査がある。これを担当するのは社員と公認会計士ないしは弁護士であろう。このことと同じように人々は健康管理のための内部監査と外部監査が必要なのは当然である。

内部監査はいわゆる自己の健康管理だ。このためには管理能力が必要である。能力というか知識が求められる。能力と知識は全く別物のようだ。と言うのは医者の平均寿命は決して高くはない。コリャなんだと思うだろう。つまりは医者は知識はあれど能力がないと決め付けることができる。自己管理能力の欠乏症候群だ。知識がある分だけ変な自信ができてきて十分に能力を発揮したがらないに違いなかろう。しかも外部監査たる検診も受けたがらないのである。これでは当然の結果が起こる。ほとんどの医者は人々のための医者で自分を診るための医者ではないと勝手に思い込んでいるに違いない。

ところで万民の「死」は「万死」ではない。

一つっきりである。たった一つなのだ。変死、怪死、病死など型はいろいろだろうとも、症状や徴候はただ一つ。心臓と脳の機能停止だ。どちらかというと、心臓が主で脳は従の主従関係と言えよう。「死」は一つだが「原因」のほうは千変万化以上である。原因不明なんていうのも結構あるから、複雑怪奇、魑魅魍魎《ちみもうりょう》と言ってもよい。原因が分かれば治療法はある。あることにはあれど、これは対症療法にとどまるものも多い。感染症の場合はほとんど原因つまり微生物が特定できるところまで来た。しかし狂犬病のように症状が出てからでは診断がついてもダメ。全敗である。噛まれたら即予防注射あるのみだ。

慢性疾患のほとんど全てはしっかりとは原因が判明しているとは言えない。漠然とではなくて、決定的原因を知りたいものだ。原因の末梢の因子を並べ立てて原因をつかんだ気になっているような様子だ。因子をいくら収集しても親分たる原因には届かないのではないか。原因子という医学用語はなかろう。

高血圧症を例に考えてみる。これはある感染症の行き着いた姿、つまりは症状ではなかろうかと思う。そうなると加齢現象さえもそうだろうと。そしてこの地球、微生物の培養基、万歳、万歳。この奇跡の惑星は人類のみの揺籃《ゆりかご》であろうはずがない。高血圧症も加齢現象もつまりは微生物と人類の「共存現象」に行き着くことになる。

いにしえ、大動脈の内壁にみっしりと生えた黄色い苔のようなもの、解剖所見が脳裏に焼きついた。あれはコレステロールなのかウイルスなのか、そうじゃあなかろう、共存だ、共生だということに思いがとどいた。人間様は微生物の小さな動く、移動型の培養基だ。

コレステロールにしろウイルスにしてもほとんど全ては経口的に入る。日本はウイルス飲食奨励国家だから、日本列島は比較的大きいウイルス培養国家となっている。古くは寄生虫養殖国家だったのだから少しくレベルアップしたか。

第XVII章

頭陀袋（ずだぶくろ）

胃袋はただの袋ではない。大きな河豚《ふぐ》を思い浮かべれば大体よろしい。河豚の口の部分が食道との接合部で噴門と呼ばれるところだ。尾の方角は十二指腸に接続している。河豚の背中が小弯で河豚の腹のほうは大弯と称されている。河豚が怒って膨らませるところが胃底部という。胃の最上部を胃底部というのは訳がある。仰臥位になった体位で大きくて深いどんぶり状に腹腔内で最低部に沈み込むからだ。

全ての人類は生まれた時から食道の下端に頭陀袋を引っ提げている。初めはミルクを入れそのうちには様々のものを入れ始める。その入れるものの種類と速度によってその人々の生涯に大いなる変化が現れる。この世の生けとし生けるものをそれこそ、有り難いお布施のごとく戴くのである。ゆっくりと丁寧に頂戴する。だから頭陀袋なのである。胃と食道の粘膜は冷たいものを歓迎する。時々は冷やし洗浄されるべきだ。

頭陀とは何か。衣食住に対する欲望を払いのける修行のことで12種あるという。即ち仏教の僧侶が行う修行（頭陀行、乞食《こつじき》の行）のことである。

行《ぎょう》を一つ挙げるなら、食を乞いながら野宿などして各地を巡り歩いて修行することであり、またその僧侶をいうのだ。

頭陀袋は頭陀行を行う僧が、僧具、経巻、お布施を入れて首にかけている袋のことである。

七福神の一人、僧、契此（布袋様《ほてい》）は大きな頭陀袋を背負っているのがトレードマークだ。

人々の胃〈頭陀袋〉は食道の下端部に、ほぼ親指ほどの太さの筋繊維の束でぶら下がっている。この筋繊維の束はポニーテール様に末広がりして粘膜下層で胃袋全体を包み込む。したがって胃の下半部にお布施（食物）が入るや少しずつ食道の下端、噴門部は締まり始める。人々が満腹する時は強く締めあげられる。即ち絶妙なる逆流防止機構である。と同時に前庭部（胃の下三分の一）の筋層が蠕動運動を開始する。そうすると自動的に幽門輪（胃の出口）が開く。お布施は静かに十二指腸に流れ込む。要するに人々はお布施により生かされている。

これらの巧妙なる仕組みは、へっぽこが胃の粘膜を剝いて直《じか》に確認しているので誤りはない。

このようなことを何故縷々《るる》述べてきたかは、例の不快なる症状に悩む者の多い逆流性食

胃　筋層の図

浆膜を剥いだ状態

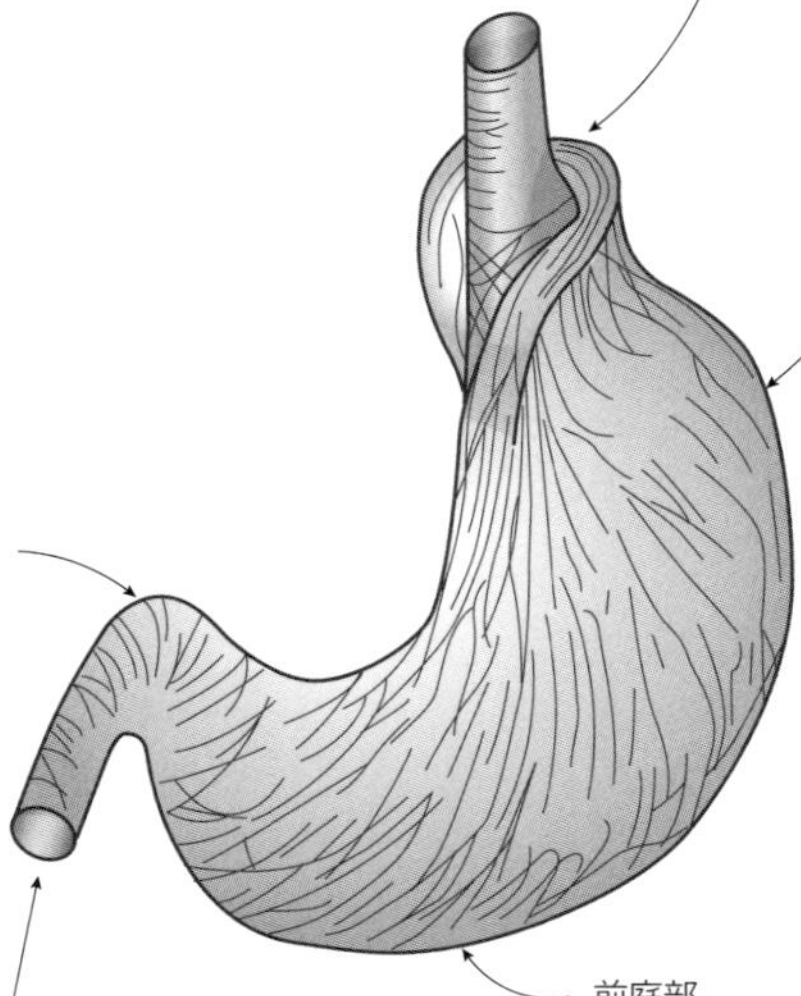

道炎や腸管癒着について触れておきたいからだ。

逆流性食道炎はそのほとんど全てが、胃や食道以外に原因が求められるべきだと考える。食道炎は胃酸により起こるのだからとて、胃酸の分泌や胃液の酸度を抑える薬が用いられている。明らかに原因を根本的に改善する治療手段とは言えない。あくまでも対症療法の域を出ない。したがってこの対症療法はきりがないのである。当然原因を取り除くことを考案しなければならない。

胃液の逆流が食道炎を起こすのではあるが、先に述べた胃の構造上の問題から、胃の逆蠕動に起因するものは極少である。胃の筋電図上の所見からは逆蠕動を捉えたことがない。ということで、上、中、下のいずれかの部位での消化管の停滞や滞留がなくば逆流性食道炎は存在しないことになろう。

まずは1・5mほどの長さの大腸の滞留は日常的であるから除外できる。7mに及ぶごく柔軟な小腸は内容物が滞留すると同時に内腔が拡張しはじめ、2~5倍ほどに膨れ上がりうる。そうなると嘔気を自覚することになる。それほどに拡張しなくとも7mの小腸が自律神経反射で蠕動運動が低下または停止した場合には、消化管内容物は逆流する。この現象の軽度のものが日常的に反復する時、胃酸の食道への逆流が起こり胸やけ等の症状が出始める。胃の粘膜は粘液によりコーティングされているために自らの胃酸には強い。だが食道粘膜はそうではないために糜爛を生じて、しみて痛いわけだ。

逆流性食道炎の発症原因を胃のみに求めるのは、そして胃の胃酸過剰分泌によるとするのは、ごく幼稚なる推理と言わねばならない。なるほど、胃液の酸度を下げればとりあえずは症状を緩和することはできるだろうが、逆流現象は制御できない。だからむしろ胃以外に広く腹部全般の所見に原因を求めるべきだろう。そして1年以上にわたって逆流性食道炎の薬を服用している患者は幸いだと言いたい。何故なら悪性新生物（癌）によるものならば1年以上の服薬はあり得ない。悪性新生物の進展速度は原則、速い。

そこで長期間にわたりその薬を服用している人々は、十分に腹部所見を視、触診されねばならない。所見がないならば問診、各種の血液理化学検査により自律神経系統の要因を探る必要がある。

何といっても圧倒的に多いのは開腹手術後の腸管癒着である。次いで婦人科系の付属器の炎症などである。もちろん大小の差はあれ子宮筋腫が腸を巻き込み骨盤腔に落ち込むとだってよくある。

7mの小腸は腸詰食品で分かるように全面を漿膜に覆われている。この漿膜は、ごくわずかな傷や創痕でも被覆する厳重なる使命を負っている。だから癒着する。

小さな虫垂炎の手術創痕であろうとも腹膜にちゃっかりと小腸は癒着する。そこが引きつれたりしなかったり様々であろうとも、癒着は起こる。柔らかい管であるために簡単に引きつれる。そこで引きつれ部は浮腫《むく》む。口側の側の内容物によって、引きつれは強く大きくなる。引きつれがさほどでないうちは内容物はチョロチョロと流れる。このような状態の患者は不機嫌になる。鬱《うつ》になる。このような症状は手術後10~20年たってから起こるから自分の小腸の癒着のせいだとは想像もできない。更年期とも重なって内科に行く、精神科にも行く。逆流性食道炎の診断で薬をもらい、精神科では鬱の薬をもらうことになる。こうした不機嫌な中年の女性がかなりの数存在している。だから逆流性食道炎の薬を服用中の人々は自分の腹部を、手術痕を主治医に見せるべきだ。醜いと思って隠していてはいけない。醜い傷ほど癒着もひどい。臍部から下の手術痕は圧倒的に中年の女性に多い。腹の傷を人には見せたくはないという心理が働くために、腹部の傷には触れずに上腹部に現れている逆流性食道炎らしき症状を訴えて投薬を求める。あとは男子の及びもつかぬ忍耐力でカバーする。

いくら忍耐強いといったって、やがて更年期障害と重複することになれば、さすがの良母賢妻といえども少しく性格が歪んだって仕方がない。

ではどう対処すべきかである。飽くまでも悪性疾患ではないのだから、対処する時間はたっぷりある。

7mのどの部位に引きつれが起きたかは、とてものこと特定することは難しいしあまり意味がない。開ければ分かろうとも閉じるところにまたまた癒着する。きりがない。

この稿を読み自分の腹の中の状況を想定できたならば、まずは日頃より食物をペースト状になるまでよくよくよく噛むようにする。そしてよく噛めないもの、例えばコンニャク、しらたき等は口に入れないことにする。このことの継続は素晴らしき副次効果を必ずや人々にもたらす。機転の利く明るくて肌の艶の良い女性が再現される。もちろんあらゆる癌には当然罹りにくくなる。何故ならよくよくよく噛まれた食物は最高の品質の食材になる。

そして消化液とよくよく混ぜ合わされた物質はよくよく消毒されたこととなる。消化液はウイルスなど微生物に対して有効なる消毒液でもあるからだ。つまり分かりやすく言うなら腫瘍ウイルスは撲滅される。

更年期などはどこかに消し飛んでしまい、明るくて豊かな第二の人生がスタートするはずである。

こうして通過良好の状況を長く保つうちに引きつれと浮腫《むく》みは少しずつほぐれることが大いに期待できる。そしてガードルはやめパンツのゴムは重ねてはいけない。さらには歯の手入れに時間と金を十分にかけましょう。

術後の年限は経つほどに不利に働きやすい。術後20年ぐらいでの発症はごく一般的なのだと認識しておくべきである。

第XVIII章

魚骨細心

ごく幼いころからこのことに注意しておかねばならない。歯の未完成の間は魚を食うことの危険性はかなりのものだ。成人でもそうだが幼児の場合は特に魚骨を噛むことは、不都合だから。

魚骨の嚥下は極端に表現するならヘアピンや釘を飲み込むことと変わりはない。当然腸を傷つけるだろう。このことによる痛みの症状はおそらくは捉えどころがなくて、医師の診断は不可能だ。腹部の痛みと不快感で患児は不機嫌となる。慢性化するうちに性格が歪むこともあろう。

腸の外の腹腔内に押し出され被覆されて、いずれは安定する場合もあろうが、多少の慢性炎症を引きずることも考えられる。

鰻の骨の場合は小さいが無数にあり、幾本かが腸に刺さっても少しもおかしくはない。

大学の麻酔科に在籍していた当時、ピーナッツを気管に詰めた患児を担当した。当時はまだ内視鏡はファイバースコープがなくて硬性のものだった。耳鼻科の医局の最高と言われたテクニシャンと連携して、主気管支に嵌頓《かんとん》し、ふやけたピーナッツを摘出した。チアノーゼ（酸素欠乏症）で皮膚がどす黒くなるが、なにせ挿管ができないケースだからマスクで酸素と麻酔薬を流しつつ、二人ともにこの戦闘に完全勝利した。

小児期には何が起こっても不思議ではない。この症例で大切なことは、ピーナッツの気管嵌頓であると診断した初診医の診断能力だった。迅速なる診断で大学の耳鼻科につないだことが完全勝利につながった。

魚骨の場合は気管に入ることはまずなかろうが、食道には容易に入る。かなり大きいものまで入る。年齢には関係なく誰でも入る。そのほとんどは肛門から自然排出され得る。

魚の骨なんて溶けてしまうと考えるのは甘い。7メートルある小腸の空腸側は消化力が不完全で硬さが十分保たれているから、腸に刺さる。刺さると蠕動でより深く刺さってゆく。

症例1：妙な腹部所見で腹痛の老齢の男性患者を診た。術前診断が確定することができず、審査開腹となった。7メートルに及ぶ小腸を丹念に手繰《たぐ》ってゆくと、ぶっとい鱈《たら》の骨らしきものが2本小腸を突き破って突出していた。

術後、患者の口の中を見た。歯は1本もなく入れ歯も持ってはいなかった。全て飲み込んでいたらしい。

症例2：やはり参考になるから、もう1例の症例を供覧する。

いろいろとなんだかんだあったものの、結局は虫垂炎の診断でOPEすることにした。腹部の所見からは今一つすっきりしない感じではあった。局所の圧痛（右下腹部）があり、この痛みが不安定であるように感じた。今一つすっきりしないが開けてみようかという根拠の薄弱な手術であった。患者は入院前に症状に強弱があり、入院後も外泊を許可した。

自分の仕事を1日で処理して、まじめに病院に戻ってきてくれた。

開けてみると虫垂はほぼ正常であった。先端部分に少し白いニキビのような小隆起がある。型どおりの虫垂切除を完了した。

術後、切除標本を点検した。先端にはニキビの隆起の中央に小さな突起物が見えた。それはそれは小さなよく見なければ見落としてしまいそうな、魚骨であった。

1㎝ほどの魚骨が中空より突き刺さって5㎜ぐらい外に出ていた。小さなごく小さな膿瘍を形成していた。これが腹痛の原因だと分かった。

こんなに小さな魚の骨が虫垂の粘膜に突き刺さって、腸管内から腹腔内に出ようともがいていたのだ。

そして局所的に小化膿巣を作り、まるで指における瘭疽《ひょうそ》のようになっていたのだ。ところで、人間の虫垂の大きさは、ほぼ人差し指ぐらい。犬の虫垂は犬種にもよろうが人間のものと比べれば巨大である。並みの小腸ぐらいの太さがある。これは人間以外の動物の食の粗っぽさに原因があるようだ。したがって人類はもはや粗雑な食生活には戻れないのだ。

歯の手入れはもちろん、食事の速度、調理方法、食物の内容などの十分な留意がなくてはならないことになってしまっている。

幼いころからの食生活の習慣は、人間の性格の形成に大きく関与している。

小児期は魚はごく丁寧に、祈るように食べさせなければならない。そして年を取ってからは鋭い骨の魚はできるだけ避けるほうがよい。

第XIX章

双頭の亀頭

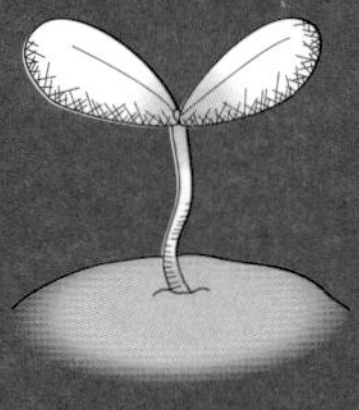

腎臓は遊びたい、遊びたくてしょうがない。ジットしていたくない、じっとしてはいられない臓器なのである。しかし時には遊びすぎては当然問題が発生する場合だってある。アイススケーターが一点で高速回転する時は、名選手ほど速いだろう。左右の腎臓はチギレンばかりに振り回される。きっと、だからあのオリンピック選手は競技のあと検尿すれば血尿だろう。誰も検尿はしていないから気が付かないだけだ。薬物の反応は見ても潜血反応を見なければだめだ。

平べったい大き目のトマトのようで腎動脈、腎静脈でそれぞれ、腹部大動脈、腹部大静脈に繋がっている。右の腎臓はやや低い位置から枝分かれしている。この左右の位置が微妙に違うことがスケーターたちの命を保全しているのである。左右の腎動静脈が同じレベルにあれば、腹部大動脈、腹部大静脈は体の高速回転に対応できずに、裂けてしまう。いずれにしても腎臓にとって高速回転に対する防御能は低いと考えなければならない。当然のことだ。左右の腎を支えるべきものは他には何もないのだから。左右二つの腎臓は日常の体位によっても移動というか、動きやすくなっている。立位と臥位で4センチぐらい場所を変えうる。重力の関係でこの変形トマトはさがる。

体操の選手は心配だ。激しい着地はトマトの蔕《へた》のところが傷むだろう。だから競技の後は検尿すべきだ。ドーピングではなく潜血反応である。結果によっては1週間ぐらいは安静加療をしたい。

ところで遊走腎というのを聞いたことがあると思う。走っていると左右どちらかの脇腹が痛くなる。想像を超えて腎が下垂し根元から引っ張られすぎて、警報が発せられるわけだ。腎臓の周辺に血が滲み、この繰り返しは不可逆的に腎機能を圧迫し、低下させるだろう。腎臓は極めて重要な臓器ではあるが腹腔の外にある。あまり暖められすぎぬように、しかも冷えすぎぬように配置されている。体腔の外にありしかも冷えすぎぬようにという点では睾丸と似ているだろう。

睾丸は体温によってあまり暖められすぎぬように体腔の外に存在するが、冷えすぎて機能不全になったということは聞いたことがない。両側の太股によって適度に保温されるのだ。しかし精子の産生は生命にはとりあえず無関係であると言える。ところが無精子症というのがあるだろう。精子の数が少なかったり活動性が低いことが主徴である。だからひょっとすると無精子症は睾丸を暖めすぎたか、はたまた冷却しすぎたために罹る疾患であろうことが推定される。

小児の陰嚢水腫はまれな疾患ではない。幼児期はみえみえであっても、青年期以降は隠蔽されていて実態が把握されないままに、他人との比較もできぬままに時だけがたち、睾丸の働きが弱くとも自分はもちろん他人も少しも気付きはしない。睾丸の物語は一人男子の生涯個人情報となっていく。

だからごく自然に女性はひげの濃い男には惹かれることになっている。

そして若者は冬山登山では自身の睾丸の処遇に十分に配慮しなければならない。誰も言ってはくれないが、凍りつくほどに睾丸を冷やしてはならない。

さて再び腎臓の話だ。左右にある腎臓は腹腔の外で背側にあり腸腰筋の前面にある。したがって比較的冷えやすきところにあると言える。そこで夏山登山で中年以降の男女が軽装備で行った時に天候の急変、急激な気温の低下によって遭難する。急激なる気温の変化に対応できないのである。無尿、乏尿は重大である。急性心不全ではなくて急性腎不全によって、あっというまに死亡する。腎臓は温まりにくく冷えやすいところにあることを認識しておくことに損はない。つまりはかなりの場面で得をする。さらには外力の影響も受けやすい。
ボクシングの選手は脇腹から背部を殴打された時に第12肋骨の前面にある腎臓は、この肋骨によって突き破られる。重要臓器の割りに守りが弱いと言える。だからだろうが、左右に分かれて2個存在する。このことも睾丸に似ている。他の臓器で一対保有するものはない。しかも両者ともに適度な遊びがあり固定されてはいない。肺臓は分岐しているだけである。

ところで腎臓は尿を産生する。一方、睾丸は精子を精製する。この双方の液体というか物質は一本の導管に合流し、一棹《ひとさお》の陰茎となるわけだ。この部分は解剖学的には外尿道という。外尿精道とは呼ばれない。何故に陰茎は二棹ではないのか。まあ一棹でも良かろうが、尿路と精系が別々に2本の導管でも良かろうと思う。何故なら一棹の陰茎は年頃ともなると多忙である。2個の腎臓と2球の睾丸、計4品の配下として働かねばならない。

考えても考えなくとも自明のことなのだろう。人間には大きく分けて2種類ある。良き人、悪しき人ではなくて、アダムとイブつまり男と女である。

女性の解剖学的構造は尿路と生殖装置は別々となっている。このへんも上品にできてはいる。だからこの上品さにあわせて、陰茎は一棹でよいのだ。
しかも美的感覚からしたって双頭の亀頭なぞ卒倒ものであろう。

第XX章

白と赤

日本国民は日本の国旗を仰ぎ見てなんぼかなのだと、自覚しなければならない。この旗ほどの示唆の凝塊は他にはない。歴史の流れの中で偶然と必然が混沌して、この旗が成立してきた。前大戦では戦闘意欲向上のために使われはしたが、その程度でこの旗の本来の貴さは一寸たりと下げられれはしない。

臨床医学的に正しく考察すれば驚くほどの評価を、この国の印章に与えなければならない。白地の中央に赤い正円が描かれる簡略なデザインは、いったい何を人々に暗示しているのか。何もなしではありえない。ある巨大な教導を感じないわけはなかろう。

振り返ってみれば、すでに源平の頃には白い旗と赤い旗に分かれて戦っていた。これが一つに融合してしまったのかとも思われる。そういえば小学校の運動会は紅白に分かれて競技する。諸外国では決してない習慣であろう。紅白歌合戦などは思いもつかぬ感覚なのだろう。

神社・仏閣そして神輿なども、水引の紅白や幕が用いられている。つまり神道や仏教にも紅白が際立っている。

この白と赤が何を意味して何を主張しているのか考えたい。

メインマストに白い旗を掲げた皓《しろ》き船体と、赤き旗を翻《ひるがえ》す深紅の船。溢れんばかりの船乗り、漁人《すなどりびと》の群れ。彼らは航海の末に行き着く先の適度に温《ぬく》き生命体を求めて、おおよそ７０００万年前の太古より船旅を続けているのだ。宇宙の時が来て徐々に増大してきた重力に対応しきれなくなった断末の恐竜と恐鳥。その巨軀の中から決死の脱出を成就した極小のナノメーターのstick。増殖の遺伝子群のことだ。

これこそが漁人の物語の真実である。

ところで、増殖の遺伝子に転出（逃走）された巨軀の彼らは、絶滅することなく全てミニチュア化されて、今ではトカゲなどと称されている。ガラパゴスの生物の多くはこの類と考えてよい。

漁人たちは背にＤＮＡ・ＲＮＡのいずれかのイニシアル、黄色い刺青を入れている。そして様々な港湾（口腔）に上陸する。何らかの使命を持って上陸（生命体への侵入）を敢行する。がしかし彼らのほとんどは事前に火炎によって焼却されたり、はたまた酸などにより殺処分される。わずかに生きて上陸できてもミリタリー（常備軍＝免疫物質・常在細菌叢）の攻撃を受けて死闘を展開する。これを生き延びさえすれば後は比較的優雅ではある。

現地の海女（常在細菌）などを獲り、SEXなどの手法を用いて手なずけ粛々と勢力を維持拡張してゆく。

発癌遺伝因子、増殖遺伝因子、即ちその系列のDNA、RNAを運命的に背負いこんでいる漁人たちが、深紅の船や純白の船に乗り込み大量に各種の生命体に移乗を開始する。温《ぬく》き生命体は彼らにとって誠にもって居心地の良き豪華客船となり果てる。

…赤い船は体液であり、即ち血液である。…

…皓《しろ》い船は分泌液、即ち乳、牛乳である。…

血液は新鮮な魚の血、全ての動物の鮮血のことである。これらが漁人たちの豪華輸送船団となる。

動物の分泌する白い乳は、絶好の艤装船団となる。何故なら漁人どもが極端に嫌う酸（胃酸）を即、中和して楽々と活発なる戦闘隊形を維持できるからだ。

したがってこの赤と白のごく印象的な印章は、日本の国旗は、重大に全世界の人類に対し警告し続けている。人々はこの警告をごく素直に受け入れるべきである。

この素直ささえあれば、実行さえすれば、みじめで絶望的な人生には遭遇するはずがないのだ。

この簡潔なるツートーン・カラーの旗こそはごくごく大切な臨床医学の案件を、全国民にそして全世界の人類に対して極めて謙虚に暗示している。

このことについて、こじつけだなどとひねくれている暇はない。刻々と、そして陸続と顔色不良の乗客を詰め込んで、絶望列車が天上界に向けて発車しているのだ。

日本国民だけではなしに、この印章は、日本国旗は、全世界の人類に真正面からの教示をしている大切な大切なる世界共通安全標識遺産として周知されねばならない。

漁人（すなどりびと）

古来より
すなどり人ども
海辺などに住みて
そこぞこに幸いを得るものなり
日々の糧を得るものなり

またまた
海女《あま》なぞを獲《と》り
かぜを食らい波を食らいて
遠く広く船を出すものなり

注釈

漁人（すなどりびと）レノークとフローラのことは、癌の発症について表現したものです。

「海辺」とは身体の外界と触れ得る全ての面を意味しています。

「海女」はフローラつまりは常在細菌叢を表しています。

「海」は人間の体の全部です。

非癌花（フローラ）

古来より
そも非癌花
海辺などに咲きて
そこぞこに幸いを与えるものなり
日々の糧を与えるものなり

はたまた
すさぶ血を洗い
からだ清め心を浄めて
広く ふかく 愛をおくるものなり

注釈

古来より、

「すなどり人」とは超微生物（レノーク）のことなのです。様々な船や艀《はしけ》に乗り換えて人体に取りつき、その人の幸せを奪います（発癌する）。

「悲癌花（フローラ）」は人々が胎内より出てから共生する常在細菌のことなのです。苦楽を共にする最愛の微生物群です。彼らを裏切る時は、暖かき生命体に悲劇が訪れます。

「すべらみこと」とは最も輝かしき存在のことです。惑星に思考することを教導します。そして宇宙の作曲家で、しかも指揮棒を自在に操るのです。

九つの惑星はこれに従います。蒼い惑星の思考とは我々の存在してきた軌跡です。

統《す》べらみこと（太陽）

古来より
おお支配者《すべらみこと》
広きところにましまし
そこぞこに光りを恵み給うものなり
ひびの糧を恵み給うものなり

かしこみ
よたびかしこみ
九星を従え思考を命じて
久遠のとき輝き炎《も》えるものなり

第XXI章

国旗と国語を国粋する

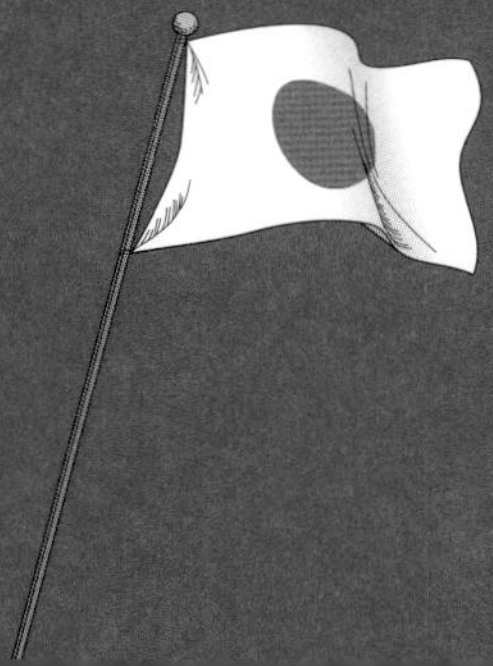

日本国旗についてはすでに述べたようにオリンピックでも判然としている。旗としての意味と使命が際立って明確である。その美しさも他を圧倒している。

さてそこで次に日本語についてである。これはまた超特級の高品質のものだ。他の国の言語を質と量とそして美的の観点からも圧倒している。

世界共通語ということになると英語があるじゃないかと考えるだろう。耳に優しげであり聞き心地もまあまあではある。

だがしかし、言語としてはあまりにも素っ気ない。味気ないと言える。日常語としている者には永遠にこれは自覚できない。これはアルファベットの、26文字での範囲でしか表現できないのだから、仕方のない結果なのだ。

英語単独で成長した人間たちは、おおよそ当然のごとくドライになる。シットリとした人間形成は望むべくもない。要するに、意思疎通が日本語に比べて直線的になりすぎる傾向が考えられる。したがって銭《ぜに》と金《かね》と戦《いくさ》に用いては優れているかもしれない。

しかもいささかも修正不可能な言語なのだ。アルファベットを組み合わせて新たな言葉を作成することができても、それは単なる造語に過ぎない。新たな感情表現は全くできない。

だから日本語で書かれたちょっと長めの文章を英語に完訳することは不可能だ。どうすりあわせても、完訳は無理だ。かろうじて表面的な上っ面の「おもてがき」が通じる程度だ。逆に英語はごく単純であるから、ちょっと長めの文章でも完全に日本語に翻訳できる。つまりは日本語は膨大なる吸収力を蔵しているのだ。

例えば「ＹＯＵ」という言語を日本語に訳す時に、かなりの数の中からそれこそチョイスしなければならない。かなりの数の中から英語がチョイスできるのはただ一つ「ＹＯＵ」だけなのだ。

だから英語は日本語と比べると、全くの粗悪品であると言わねばならない。商業と戦略には確かに向いてはいる。したがって繊細な意思の交換には向いてはいない。

ラテン語を起源とする言語圏の国々はそういう面からすると、全く不運の国々と言える。いくら金銭的に豊かになろうとも、ある面での脳細胞の発達障害を決定付けされる。

日本語を文章として書く時は漢字、ひらがな、カタカナと多彩である。

漢字の数は膨大である。そのうえ「お」をつけた丁寧語まである。

日本語を駆使する時、極めて繊細なる表現が自由自在である。

お母様、お父親、お兄様…母上、父上、兄上…お母堂等々と手品師のようにいくらでも出てきそうだ。

しかし言語が貧しくとも金銭的には貧しくはならない。戦力の低下も招かない。むしろ単純化、合理化されて商業は栄え、戦力は向上する。

であるならば問題はなかろうと考えてはいけない。

宇宙にまでも伸《の》してゆく時代が到来している。国々の交渉ごとに際して、言語の貧しさが致命的になりうる。地球上での国々の争いの多くはその結果でなくて何であろうか。

貧しき言語で交渉すれば貧弱な結果が頻発するだろうと言っている。

だから世界共通語は是非とも日本語にしなければならない。それにしても急がねばならない。

全世界で日本語が書かれ話されるようになれば、全世界の国々の争いごとは、まずは半減しよう。

金銭的に豊かになるのではなく、戦争が、無駄な争いが消滅してゆくのである。

国々が日本語で語り合うことが肝要である。

コンピュータで探り合うのではなく、親しく日本語で和やかに打ち解け合うのである。

全世界の平和を祈願して、是非とも日本の国策として全世界に向けて、日本語教育の重要性を発信すべきである。

第XXII章

ニコチン・タール物語

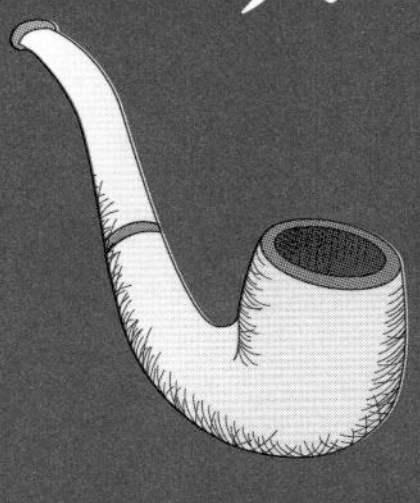

１４９2年にコロンブスが西インド諸島に到達して、アメリカ大陸を発見することができた。同時に世界は完全に新たなステージに突入したのである。

文明的にも疫学的にも今までに人類が体験できなかった変化に遭遇し始めた。

西欧人たちはそこに天然痘を持ち込み、かわりに梅毒をヨーロッパに持ち帰った。同時に喫煙の習慣を故郷にもたらしたと言われている。51年後、煙草と鉄砲と梅毒はポルトガルの難破船によって鹿児島県の種子島に漂着した。１５４３年のことだ。すぐに織田信長は鉄砲に飛びついた。梅毒は遊女たちにとりついた。そしておおよそ80年後の江戸の町は進行梅毒の患者が徘徊し始めていた。美しかった遊女は鼻中隔が溶けて、深海魚のごとき容貌を呈していた。

そして鉄砲は無数の侍たちの命をぶち抜き始めた。梅毒はというと、多くの日本人を廃人にした。ところが煙草はというと、最近の評判とは全く逆である。日本国民に対して何ら悪さをしてはいない。ゆらゆら漂う高尚な香りの中で、江戸の町や村は潤いに満ちた社会となっていた。そう言えば、宮内庁から下賜されていた「恩賜のタバコ」が消えてから久しいなあ。

江戸の街に肺癌による死者が多かったとは聞いたことがない。肺結核は確かに多かったという記録は多々ある。猖獗を極めたのだ。沖田総司も肺結核による喀血死だろう。

とにかく、いつのころかは判然としないが、肺癌の原因が、下手人が、タバコになっちゃった。

真犯人であるか、はっきりとした証拠のある下手人かなどはどうでもよろしいのだ。とにかく、らしきものを捕らまえて見せたい。とりあえずは捕まえてそれから証拠らしきものを次々に繰り出すのだ。率直に言えば捏造もどきだ。

混迷とか混沌はマスコミも大衆も嫌うところだからとて、容疑者を適当に犯人として彼らに与えておくのだ。

いくら節煙したって禁煙したって、分煙しても肺癌は減らない。分かりきったことだ。

いわゆるマスコミを満足させねばならない、そして迎合者に仕立てなければ大衆は大混乱する。市民はマスコミの絶対多数の迎合者だから、医学会はあげて証拠らしきものを発表する。らしきものを発表したものが勝ちだから競争する。現状は、この悪しき循環は陸続と継続していくのだ。

相変わらず市民は一言の不満を漏らすことなく、極めて「不都合な結果」を受け入れて、敢然と一族郎党を引き連れて簡素な焼却炉に向かう。

一言の恨みつらみを残すことなくである。叫べるうちにみんなで叫べばいいじゃないか。「俺、タバコなんか吸わなかったのに」「私、何で死ななきゃなんないのよ！！！」

笑ってしまうのは、大腸癌の疫学調査統計と称する報告書である。学会の大医が得々と曰く、「大腸癌の罹患者は非喫煙者よりも喫煙者に多い」。

何でもかんでもタバコを悪者にすれば調査報告らしくなるとお考えなのか、何故タバコを吸いながら「生のステーキ」を食べる輩が多いことに気を配らないのか。

統計も使いようによっては、使う人間によっては両刃のヤイバである。ポイントのずれた統計の数字をかざして、現在の最高位の疫学調査結果であると得意満面である。

しかしながら大腸癌は増え続ける。

原因とは全く関係ないところに向かって、頼りの検事たる大医たちが吠えれば吠えるほどに大腸癌の罹患者とその死者は増えている。市民の真の原因に対する警戒心が疎かになるからである。

クリーンコロンなどとまだるっこいことを言っていないで、発症それ自体を制圧すればよろしい。

簡単なことなのだ。口から生の遺伝子、ＤＮＡ、ＲＮＡ、すなわち腫瘍ウイルスを入らないようにすればよろしい。これは極めつけのへっぽこ臨床医だからこそ断言できるのだ。

これこそが健康である全ての一般市民のためのスタンダードプリコーションズ！（標準予防措置）。この真理の内庭にこそ非癌花が咲き誇る。

ＣＤＣ（米国疾病管理予防センター）は１９８５年に医療関係者のための一般予防措置（ユニバーサル・プリコーションズ）を発出した。これはＨＩＶ（エイズ）患者に関する医療従事者の感染対策であった。したがって患者の血液の取り扱い方法に主眼を置いていたが、１９９６年発出のスタンダードプリコーションズでは全ての患者の血液、体液、分泌物、排泄物……云々となったのである。

クリーンコロンとは内視鏡でコロン（大腸）の複数個の隆起病変をきれいさっぱりと全て除去することらしい。取っても取っても口から生きのいいパピローマウイルスを入れていりゃあきりがなかろう。そういえばかつて俳優上がりのアメリカ大統領が何度もクリーンコロンのクリーニングをされていたなあ。

「へっぽこ」の所属医師会の若手医師何人かが癌などの疾患で亡くなっていった。全て非喫煙者であったと記憶する。ストレスの多い職種であるから、何科にかかわらず若くして逝去されたのだろう。しかしタバコとは全くもって無関係である。

かえって喫っている開業医師は何故か死なない。ほとんどは老衰死ばかりである。ということは喫煙によってストレスがかなり緩和されているのではないかということに気が付く。

少なくとも喫いすぎなければ、喫ったほうが良い結果が考えられよう。とにかく医師会では喫っている先生のほうが明らかに長持ちしている。

いつか見たテレビの真っ当なる年配のコメンテーターは明言していた。「喫煙者は非喫煙者より圧倒的に自殺が少ない！」これはかなり分かりやすいコメントだ。

喫煙者の自殺の決行はかなりの程度先延ばしになってしまうに違いない。

「次の一服を喫ってからにしよう」「いや待てよ、死ぬと永久に1本も吸えなくなっちゃうな、こりゃーまずい、当分は死ぬのやめて、ちょぼちょぼと生きてゆこう」という具合が考えられる。

ということで、世田谷のへっぽこはいたずらに患者さんに禁煙を勧めたことがない。逆に喫煙を暗に促す場合だってある。

ニコチンやタールが有害物質などと単純に決めつけてはならない。あくまでも量の問題なのだ。極めて有用なニトログリセリンだって爆薬だ。ボツリヌスの菌体外毒素も微量で利用価値はある。美容外科で使うという。

大量、適量、微量、欠乏、という階段があって、全ての生命体にとっては「量」の悩みは深遠である。このことは実は地上最大の重要課題なのだ。

人は水の中に生まれ水に生かされ、おぎゃーと酸素を肺に送る。

ところが水中毒というのがある。これは精神科方面ではごくありふれている。

過呼吸症候群という酸素中毒もある。挙げればきりがない。

言うなれば人々は中毒とか欠乏とはごくごく隣接している。自覚できないだけだ。

潰瘍性大腸炎の患者の中に、体に悪いと言われているのでと、タバコをやめた途端に頻回の下痢が始まった症例がある。

禁煙と下痢は無関係のようでそうではない。

適当量（微量）のニコチンとタールは7メートルに及ぶ小腸（十二指腸、空腸、回腸）そして1・5メートルほどの大腸の腸内細菌叢（フローラ）にとって、悪しき影響は与えてはいない。むしろ活性化していて、整腸作用さえも考えつく。したがって適当に吸っていたものが、いきなり禁煙すると、彼の保有していたフローラは共存関係に微妙に反応して、ある種のデンプン質の消化吸収が遅延するであろう。

ところで2005年に初めて発表されたFODMAPの概念は遠位小腸と近位大腸（言うなれば小腸の後半の3メートルと大腸の前半の0・5メートルほどのことか）で短鎖炭水化物（FODMAP）の消化吸収が遅れて、鼓腸の状態となり腹部違和感が増強するのである。

こうして低FODMAP食の食事療法により過敏性大腸症候群の症状を緩和しようとする。消化管に流れ込むところの極めて微量のニコチンとタールは遠位小腸と近位大腸内の100種、100兆の常在細菌（フローラ）に対して、ごく協和的に作用して健常な消化管機能を維持できていると考えられる。そしてある程度の時間が経過するうちには、相思相愛の睦まじき関係が完成する。これは決してニコチン中毒というのではない。

このような今の常識を超えたところにある事実を、近い将来オーストラリア・メルボルンのモナッシュ大学の研究チームが解明するだろうと期待する。

第XXIII章

重要事項説明書 その1

この惑星の重力の中で生きているのだから、重力について考えることは無駄にはならない。というより、かなり有利に体を操作しうる。有利と不利の差は日々は小さくとも、1年ともなれば結構な大きさになる。10年、20年となればもはや取り返しはつかない。どこか金使いの荒さには似ている。何か残ることに使うならまだよいが、溶けて消えてしまうような使い方は困る。だが人体の場合は荒っぽい使い方は必ずやどこかに障害を残すことになる。

自覚できる症状が出て来た時はじっと何も言わずに治療するのみである。「あれが悪かった」といろいろと指摘するのは酷である。しかし原因を放置して治そうというのは、いかにもずうずうしくないか。診断をつけること、できるだけ早期に診断を確定することは大切である。そして「病気を診ずして病人を診よ」ということを忘れないようにしなければならない。このことが原則である。

水平方向への移動が重力の影響は最小だ。血流を考えると循環器への影響はまずは体位であろう。高血圧であろうが低血圧だろうが、まずは体位とその時間で影響の度合いは雲泥の差を生ずる。人々の心臓は握りこぶしの大きさだ。そんな小さい臓器が400ccもの血液を総延長数億キロメートルの血行路へ送り出しては、また迎え入れている。母親の胎内にいたころから1秒の休みもなしに健気《けなげ》というか、仕方なしに拍動する。

リクライニング・シートが少し楽で、フルリクライニング・シートはかなり疲れも回復しやすくなる。この疲れというものもなかなか解釈が面倒だ。重力に逆らわない体位が疲れを一番回復しやすいのだから、血液循環にとって有利ではない体位ほど疲れやすいということだろう。したがって体を横にする時間の長さが大きな意味を持ってくる。逆に、疲れからの回復の度合いも違う。

ところで「気疲れ」というのは脳細胞の使用密度に相関している。だから囲碁に集中してもかなり疲労する。この種の疲れは避けるか逃げるしか解決策はない。

なぜ重力について興味を持たねばならないかというと、脳梗塞や心筋梗塞の高度なる予防知識となりうるからだ。薄氷を踏み抜くか無事通過するかの違いである。日頃から興味さえ持っていれば、薄氷の上は通らない。

重力にさからう時間が長くなればなるほどに循環器の仕事量は増加する。小児は激しく動き回った後は時間を惜しまず寝てしまう。小さな体でも回復を待たねばならない。

体が水平位の時に体内では何がなされるか知っておこう。血液が待ってましたとばかりに、棚田を流れる清流のごとく全身に行き渡る。そしてくまなく清掃を開始する。次いで延髄からの12対の脳神経情報を得て各所の修理、修繕、再生を行う。これらは全て血液成分が担当している。必要とする時間は十分に与えなければ、清掃は不十分となり修理は不完全にならざるを得ず、再生不良に必着するのだ。

このことが日常となった時、様々な疾患が姿を現す。診断が確定はしてもそこからの脱出は時間もかかるし、なかなかきつい。緊急入院したって、回復や退院は容易ではない。生活様式を思い切って変えない限り入退院を反復する。

第XXIV章

重要事項説明書
その2

血液は血球成分と血漿成分が構成している。

血球成分は様々な業務を担っている。酸素の運搬、あらゆる壁面の修理修繕、老廃物の排除、異物の除去、外敵からの防御などが主なものだ。免疫は血液総がかりの分野である。血漿成分は血球成分（赤血球、白血球、血小板）の輸送はもちろん栄養分を送り届ける仕事をする。したがって資材の調達と同時に送達も請け負っている。さらには体内で生産するホルモンの配給と情報伝達を行っている。血糖とインスリンの差配も同様だ。

この情報伝達は脳中枢にもたらすのだが、水分の需要と供給のバランス情報やpHの調節等々なかなか多忙である。この情報伝達はわずかな誤差や時差があっても健康体の維持は難しくなる。

血漿成分のほとんどは水であるから、とりあえずは水場から遠ざかる思想はやめなさいと言っている。水道水を蔑《ないがし》ろにするのはマズイと言っている。血漿成分の水分がほんのわずかに低下しても脱水傾向となり、口渇を覚える。習慣とは慣れることだから水場から離れているうちに、口渇を覚えるのが少しずつ遅れる。そうなると各種ホルモンの臓器への配送不全や遅延が生じる。結果として自律神経失調の多彩なる症状が体に取り付いてくる。

これは実にいやな症状であるから、少しずつ人格が歪むこともあり、ひん曲がることさえある。時間の経過と共に不可逆的に取り付かれてしまい、人格障害と診断され治療される場合もあろう。30人の職場で3名はいるから1割だ。その職場は当然業務は停滞する。清掃作業の不完全、コレステロールの沈着、血球成分の凝固促進と出揃えば、何が起こっても文句は言えない。悲劇は当然定時に訪れる。

体の水平位時間を削り、水場から遠ざかる思想を持てば末梢循環不全がいやでも発症せざるをえない。驚くべきことに、こんな境涯に不満の塊となり、これでもかこれでもかと自分を苛《いじ》めにかかる人々がいる。ジョギングなどをして、このどうしようもないウツッ気を振り払おうとする者までいる。筋力を向上させ、同時に血液循環を良くしようと考えてしまう。これが悪循環の始まりで、道程《みちのり》なのである。結局はしっかりと脳梗塞や心筋梗塞が待ち構えている。

解答はごくごく簡明で金がほとんどかからない。食事中に毎回水道水に氷を入れて、コップに2杯ゆっくりと飲む癖をつければ正解で、薄紙をはがすごとく徐々にいやらしい様々な症状はどこかに消えてゆくことになる。繰り返し言いますが、食道と胃は冷やしてあげると元気になる器官なのです。

終章

緩急自在

時間は放っておいても正確に時を刻む。1日はすんなり過ぎて1週間もあっという間だ。1年だって振り返って考えれば瞬《まばた》きのまだ。

このようにして我々の持ち時間は消費されてゆく。だから油断はできない。全ては早く過ぎてゆくのだ。

その時間に合わせるのが上手な者と、そうではない者との差が少しずつ現れてくる。急がなくてよさそうなことにはゆったりと構え、これは急がねばということには早めに着手する。

この緩急をわきまえての対応がうまい人々が、この世では生きてゆきやすいようだ。逆に急がなくてもよかろうということに、妙に慌ただしく解決を図ろうとすれば問題が発生しやすい。

全ては対応時間の使い方が大切だ。十分に時間をかけて経過を見ながらゆったりと様子を見ることが必要なことだってある。これがへっぽこ臨床医の大切なる心構えというものだ。

時間を馬鹿にしてはいけない。時間こそが人々の保有する最大にして最高のミカタなのである。そして重大なる案件に際しては、ごく貴重なフィルター効果まで備えているのだ。したがって人々には時間を自由に心開いたように受け入れる姿勢が求められよう。どんなに落ち込んでいても1日が経つと脳の対応が変化して、前の発想と真逆になることだってある。

そこで改めて真相をキャッチすればよかろう。事象に時間をかけることは大切だ。歴史を見たって時間をかけずに決めた方策は、必ずやろくでもない結果を招いている。

ちょっとした事案でも熟考することは大切である。

時に応じて考える習慣を持たぬ人間は悲劇だ。したがって、いろいろ思い悩むことは大正解なのかもしれない。妙にせわしなく日常を過ごしているとろくでもない結果が発生しやすい。

ちょっとした切り傷は、縫合すればほぼ1週間で癒着してもと通りになる。しかし3日ぐらいで抜糸すれば傷は開いてしまう。

人間の体がこういう具合だと素直に受け入れねばならない。

体全体がこういう具合だから当然、脳もこのレベルのうちである。傷み切った心も時間のかけようで跡形もなく修復される。

待てば治るものも待たねば心の傷は拡大する。要点は多くの場合、時間配分が巧みでなければだめだ。

このことの重要性に鋭敏な人々は時間的余裕を摑みうる。

こうして人々の持ち時間の差が広がってゆくのだ。そして余裕のある生活の中で、本稿の各所に設けられた「本質」を記憶にとどめてもらいたい。

参考文献

『医学微生物学』
『戸田新細菌学』
『臨床と研究』第９８巻　第8号
『脱殻の詩』小華陀錬河　著
『養生平成訓』岡田錬河　著
『漁人（すなどりびと）レノーク』小華陀錬河　著
『整形外科　Pearls』南江堂

加餐《かさん》

2025年4月16日　初版第1刷

著　者……………………… 岡田錬河《おかだれんが》
発行者……………………… 松島一樹
発行所……………………… 現代書林
〒162-0053　東京都新宿区原町3-61　桂ビル
TEL／代表 03(3205)8384
振替／00140-7-42905
http://www.gendaishorin.co.jp/
ブックデザイン………… 鈴木知哉
本文イラスト…………… 栗田万里子
章扉イラスト…………… 村野千草
企画・編集……………… 浅尾浩人
編集協力………………… 有限会社　桃青社

印刷・製本：(株) シナノパブリッシングプレス
乱丁・落丁本はお取り替えいたします
定価はカバーに表示してあります

ISBN978-4-7745-2029-2 C0047